GIOVANNI REDI

BASTA SCUSE

Tecniche e Consigli Pratici Per Perdere Peso e Tornare In Forma Sviluppando Un Atteggiamento Mentale Vincente

Titolo

"BASTA SCUSE"

Autore

Giovanni Redi

Editore

Bruno Editore

Sito internet

http://www.brunoeditore.it

Sommario

Prefazione
(a cura di Alfio Bardolla)

Quando ho conosciuto Giovanni Redi ho visto un campione del mondo di Muay Thai da un lato e un ragazzo totalmente disorientato in merito all'attività imprenditoriale dall'altro.

Ha deciso di adottare un comportamento simile a quello che applicava all'ambito sportivo, per ottenere risultati, e mettere impegno, sudore e sangue anche in questo campo. L'attitudine era perfetta ma nessuno gli aveva mai insegnato come fare l'imprenditore, quindi come prima cosa ha trovato un Coach per la sua attività: qualcuno che prima di lui avesse avuto successo e che gli trasmettesse una metodologia precisa da seguire.

Per me è stato un onore e un piacere aiutarlo ad evolvere da sportivo a imprenditore di successo, facendo crescere esponenzialmente la sua attività di fitness. Noi di ABTG siamo orgogliosissimi del suo percorso e non perdiamo occasione ad ogni evento per prenderlo ad esempio, perché è la prova vivente che con il giusto mindset si può scalare qualsiasi vetta.

Oggi posso affermare con certezza che Giovanni non solo può aiutarti in campo sportivo, ma ha anche le competenze tecniche e psicologiche per portare la tua vita ad un altro livello.

Questo libro è il coronamento di un percorso che sicuramente non si concluderà qui, ma continuerà ad evolvere per rendere l'autore la versione migliore di se stesso, proprio come insegna a fare. Letto con attenzione ti porterà ad avere un mindset vincente e ti fornirà consigli pratici di fitness in grado di darti risultati che sicuramente non pensavi di ottenere.

Buona lettura,
Alfio Bardolla

Dedica

Nella vita ho conosciuto persone buone e cattive, e ce ne sono molte alle quali potrei dedicare questo libro; sono cresciuto in una famiglia amorevole e i miei genitori insieme a mio fratello sono stati la mia forza: il mio allenatore e mentore Christian, che oggi non c'è più.

Tutti loro hanno avuto un impatto fortissimo sulla mia vita, la mia personalità e i miei valori. Grazie a tutti loro e grazie allo sport ho superato i miei limiti e ho provato delle emozioni forti, che mi hanno segnato.

Potrei parlare per ore di tutte queste persone, ma ce n'è una in particolare che conosco da meno di un anno, eppure mi ha stravolto la vita, mi ha fatto provare un amore mai provato, mi ha permesso di sopportare qualsiasi dolore e ha tirato fuori il meglio di me, facendomi scoprire un coraggio che mai avrei pensato di avere.

Questo libro lo dedico a mia figlia. Per mesi ho immaginato di passare anche un solo giorno insieme a lei, in alcuni momenti non sapevo dove battere la testa e sapevo che solo lei avrebbe riempito il vuoto incolmabile dentro di me.

Non trovavo risposte, così ho iniziato a farmi delle domande: come posso fare per averla sempre accanto a me? Come sarà il giorno in cui starà tra le mie braccia? Cosa proverò in quel momento?

Lei è la mia Vittoria più grande, per questo le dedico tutto quello che ho fatto finora. Mi ha reso un uomo ancora più determinato e mi ha permesso di creare tutto questo. Non perché avessi bisogno di fama o denaro, ma per aiutare le persone a capire che il dolore prima o poi passa, ma arrendersi è per sempre.

Non vedo l'ora di poter stare sempre con lei, di insegnarle tutte le cose che ho imparato e darle tutto quello che si merita senza che ripeta degli errori che ho già fatto io.

Le starò accanto e la farò sempre ragionare con la sua testa, senza imporle niente, e sarò lì ad aiutarla quando sbaglierà.

Adesso nulla è più importante dei momenti che passo insieme a lei.

Introduzione

Iniziamo a conoscerci un po' meglio. Mi chiamo Giovanni, sono nato a Pisa il 30 aprile 1988. L'amore per lo sport nasce nell'acqua, da bambino ho praticato nuoto e pallanuoto. I miei genitori si preoccupavano per me, perché sono sempre stato magrolino e temevano che gli altri ragazzi potessero prendermi in giro.

Tuttavia, mio padre e mia madre mi hanno sempre lasciato vivere le mie esperienze nello sport con serenità, senza farmi pressioni né impedirmi di fare qualcosa. Grazie a loro ho sempre dato il massimo senza essere schiacciato dalle emozioni, e mi sono innamorato della sana competizione.

A 15 anni, quando ho preso il brevetto di bagnino, ho realizzato una cosa per me fondamentale. A scuola seguivo le lezioni di professori molto bravi nella teoria, ma che non erano mai riusciti a realizzare i loro sogni nella pratica.

Ho iniziato a perdere fiducia in chi cercava di insegnarmi qualcosa senza avere esperienza, così ho cominciato a dedicare tutte le mie energie allo sport a discapito degli studi. Il caso ha voluto che, nello stesso anno, iniziassi il mio percorso nelle arti marziali, un po' per caso.

Ero sicuro di aver trovato la mia strada, così ho lasciato la pallanuoto per allenarmi a combattere. Dovevo essere abbastanza bravo, perché ho vinto due volte il campionato italiano di Muay thai e nel 2007 sono andato per la prima volta ad allenarmi in Thailandia.

Lì ho conosciuto Christian Daghio, un mentore e un amico che purtroppo oggi non c'è più, perché ha perso la vita facendo quello che amava. Potrei parlare per ore di lui e dell'impatto che ha avuto la sua presenza nella mia vita, ma non è questa l'occasione.

Christian mi ha spronato ad andare a vivere in Thailandia perché aveva visto in me del talento che andava coltivato, e l'Italia non era – e non è tuttora – il posto giusto per farlo.

Ho vissuto in Thailandia per 5 anni: quando sono arrivato abitavo in una stanzina senza acqua calda e mi allenavo per 6 ore al giorno. Col tempo e con l'aiuto di Christian, mi sono costruito una carriera nel Muay thai che mi ha permesso di girare tutta l'Asia.

Un giorno ho ricevuto una telefonata che non avrei mai voluto ricevere, ma che mi aspettavo da anni. Mio padre, malato terminale, stava peggiorando ed era giunto il momento di tornare a casa per assisterlo. Una volta tornato in Italia, sono dovuto ripartire da zero, organizzavo i miei incontri e nel frattempo lavoravo come istruttore.

Sono diventato socio di una palestra e ho iniziato a farmi le ossa come imprenditore, ma una discussione con il mio compagno d'affari ha fatto svanire questo sogno, lasciandomi solo e pieno di debiti.

Dico senza vergogna che quello è stato il periodo peggiore della mia vita e per molto tempo non ho più trovato la forza di allenarmi. Quando mio padre è venuto a mancare mi sono sentito ancora più solo, non riuscivo a vedere la luce in fondo al tunnel.

C'è una frase che mi piace molto ed è: "Il toro abbassa la testa solo quando prepara la carica". E così è stato. Alla fine, ho capito che non avrei risolto niente piangendomi addosso, mi sono dato da fare e ho deciso di aprire una palestra tutta mia.

La prima palestra #Ready è stata inaugurata il 24 giugno 2014. Lo stesso anno, all'Arena Garibaldi di Pisa ho vinto il titolo mondiale di Muay thai. Non avrei mai pensato di ripartire alla grande e aprire una catena di palestre in così poco tempo, dopo aver passato un periodo tanto brutto.

Ho avuto l'occasione di rimettermi a studiare e sviluppare una nuova consapevolezza verso il mio settore. Ho visto con i miei occhi che va di moda apparire belli e "grossi" portando il fisico all'esagerazione.

Inoltre, dopo avere assistito alla mostruosa diffusione del doping, ho deciso di smettere con i combattimenti. Troppa gente ha fatto carriera grazie a pasticche e altre schifezze, e ancora oggi vedo sui social la glorificazione del fisico pompato tutt'altro che naturale. In questo modo il concetto di fitness, per una persona normale, sembra impossibile da raggiungere.

Le cose peggiorano quando un personaggio noto tira fuori dal cappello l'idea del secolo per avere un bel fisico. Si scatena l'"effetto gregge" e tutti vanno dietro al solito modello, poi lo abbandonano quando si rendono conto che non funziona.

Allenarsi dovrebbe essere un piacere e un momento in cui ci si dedica completamente al proprio benessere, invece ce lo vendono come una faticaccia che va evitata attraverso le diete dimagranti e gli esercizi inutili.

Secondo me il modo migliore di allenarsi è partire da un obiettivo e fare di tutto per raggiungerlo, senza paragonarsi a nessuno. Il risultato va raggiunto a step, senza esagerare e senza strafare, agendo a 360° sull'attività fisica, l'alimentazione e le abitudini.

Prima di sviluppare un metodo di allenamento completo, l'ho testato su di me, e ho riscontrato che funziona. Sono tornato in forma in poco tempo, ed è lì che è nata l'idea che ha dato vita al programma #Vittoria: ti spiegherò di cosa si tratta strada facendo.

Quando sono partito per la Thailandia sapevo che, qui in Italia, nessuno sarebbe stato capace di prepararmi. Per trovare qualcuno in grado di allenarmi ai combattimenti sono dovuto andare dall'altra parte del mondo.

"Allora – mi sono detto – se il mio metodo funziona perché non condividerlo con tutti quelli che ne hanno bisogno?". Così, eccomi qua, a parlarti di cosa può essere davvero utile per iniziare ad allenarti e a cambiare stile di vita.

Il mio obiettivo al momento è aiutare più persone possibili a stare bene, ma non sono un dottore quindi utilizzo le mie competenze e la mia esperienza nel campo dello sport.

Sto migliorando i miei programmi di allenamento grazie ai commenti dei miei clienti e aiuto tante persone che hanno poco tempo a disposizione per allenarsi, soprattutto imprenditori.

Non ti conosco (per ora) quindi prenderò in esame più argomenti possibili sperando che ti siano utili. A oggi qual è il tuo sogno? Se hai comprato questo libro significa che vuoi cambiare qualcosa, e io farò di tutto per aiutarti.

In primo luogo, lascia che ti spieghi a cosa ti sarà utile questo libro e perché devi assolutamente leggerlo. Partiamo dal presupposto che c'è un gran caos nel settore del fitness e in pochi hanno ben chiaro cosa è vero e cosa no.

Le donne evitano la sala pesi perché hanno paura di sviluppare un fisico mascolino, YouTube è pieno di personaggi che si vantano di essere esperti ma si contraddicono tra di loro, e Instagram sta facendo venire i complessi di inferiorità a un terzo della popolazione mondiale. Ok, facciamo un passo indietro.

Sostengo da una vita che in tutte le cose ci vuole equilibrio, soprattutto nell'alimentazione e nell'esercizio fisico.

Per questo mi sono specializzato nella tonificazione e non nel bodybuilding: portare il corpo all'estremo non serve a niente, se non a gonfiare l'ego di chi lo fa.

Avere un corpo tonico, bello e in salute, è un obiettivo assolutamente raggiungibile da tutti in modo naturale, e che dà molte soddisfazioni. Tonificando il corpo si perde peso, si definisce il fisico e ci si sente più forti.

Tutti desidererebbero un bel fisico, nessuno vorrebbe affrontare la fatica e il sacrificio per ottenerlo. Quindi, cosa si fa? Chi è davvero determinato stringe i denti, va avanti. Quando ha successo, viene invidiato da chi si racconta mille scuse per aggirare lo sforzo.

Ed ecco arrivati al dunque: con questo libro ti voglio dimostrare che tutte le scuse possibili e immaginabili per non allenarsi possono essere distrutte. Perché finora ti hanno raccontato un mucchio di sciocchezze, convincendoti che un bel fisico è accessibile solo ai pochi pazzi che non hanno niente da fare e si allenano ogni giorno.

Sei convinto e continui a ripeterti le stesse cose nella testa, ma non è detto che sia vero. Anzi, non lo è per niente, perché il programma #Vittoria ha risolto tutti i problemi di cui ti parlerò. Basta che qualcuno venga da te a dirti le cose come stanno. Quando avrai aperto gli occhi, ti servirà un minimo di forza di volontà e sarai già a metà dell'opera.

Mentre scorri le pagine di questo libro, ti chiedo di fare un po' di autoanalisi. Ti devi immedesimare in ogni situazione che ti descrivo, capire se la cosa ti riguarda e se la soluzione che ti propongo è valida anche per te.

Ci sono 4 punti che vanno tenuti in considerazione perché influiscono sul tuo rapporto con l'allenamento. Durante il corso dei capitoli li affronterò tutti per aiutarti a fare chiarezza sulla tua situazione attuale.

TESTA:

Quali sono le convinzioni che ti bloccano

HARD WORK

Sei disposto a lavorare duro?

ATTEGGIAMENTO

Qual è la tua opinione nei confronti del fitness

CORPO:

Sei consapevole dei tuoi infortuni/problemi fisici

Tutto questo per farti capire che un percorso nel fitness, o in qualsiasi altro ambito, parte da te stesso. Finché continui a lamentarti e dispiacerti la tua vita sarà sempre la stessa, il cambiamento inizia con le tue azioni.

Chiunque può venire da te, prescriverti gli esercizi da fare e seguirti finché non vedi dei miglioramenti. Ma quando torni alla vita normale e sei da solo, sei in grado di mantenere questo stile di vita?

Il mio lavoro di coach consiste anche nell'aiutare le persone a fare qualcosa di concreto per migliorare la loro vita e a cambiare mentalità. In questo modo sono certo che, anche quando il nostro cammino insieme sarà concluso, saranno perfettamente in grado di mantenere i progressi che hanno fatto. Se non ci credi, leggi le testimonianze di clienti veri che troverai alla fine di ogni capitolo.

Bene, fatta questa doverosa premessa, possiamo cominciare. Il primo dei 4 punti a cui ti ho accennato è la testa, iniziamo da qui.

Quando ero dall'altra parte del mondo, in Thailandia, mi allenavo come se quella fosse la mia unica ragione di vita. Non potevo permettermi di fallire e sprecare un'occasione unica, così facevo tutto quello che il mio allenatore diceva. Senza discutere.

La mia vita ruotava intorno alla palestra: lì dormivo, lavoravo e mi allenavo. Anche durante le giornate più dure non potevo permettermi di pensare "ho quasi finito, tra poco posso andare a casa", perché casa era lontana migliaia di chilometri.

Da un lato è stata una fortuna avere la mia spartana stanzetta proprio sopra la palestra: quando alla sera finivo di allenarmi mi bastava salire le scale per andare a dormire.

Quando sono arrivato a Pattaya i miei rapporti umani erano limitati a due persone: Christian Daghio e il mio maestro, P Yai. Devo dire la verità: da un ometto così esile non mi sarei mai aspettato dei cazzotti d'acciaio. Eppure, a discapito dell'apparenza, P Yai era un maestro formidabile e severo.

Una volta mi ha addirittura fatto perdere 5 chili in una settimana perché dovevo rientrare nel peso limite di un incontro. Avrei combattuto contro un campione con quasi 300 incontri alle spalle; io ne avevo disputati solo 20. P Yai mi guardò negli occhi e disse: "Giovanni, lui è un campione ma non ha fame. Tu hai fame".

Non ho mai capito la metafora fino in fondo, fatto sta che ho vinto l'incontro e ho festeggiato con una cena abbondante.

Grazie a P Yai ho imparato tutto ciò che sono riuscito a fare sul ring, anzi molto, molto di più. Quando ho iniziato a partecipare ai primi incontri seri, lui mi ha insegnato a preparare la mia mente al combattimento. Non serve che ve lo dica, ma in Oriente sono avanti anni luce per quanto riguarda la psicologia e l'equilibrio corpo-mente in generale.

La preparazione atletica è fondamentale nelle arti marziali ma, se non sai gestire la tua mente, il tuo corpo si trasforma in un'orchestra senza direttore: ogni parte del corpo reagisce automaticamente ai colpi senza una logica. Come un bambino che non sa nuotare, annaspi e ti dibatti cercando di colpire l'avversario, ma lui ti coglie di sorpresa e riesce a stenderti con due calci.

Le prime volte che ho combattuto sono stato fatto a pezzi da pugili con una preparazione fisica molto inferiore alla mia, ma mi ricordo di aver invidiato la loro freddezza e concentrazione. Almeno finché non ho imparato a "visualizzare".

Mi spiego meglio: P Yai mi disse di immaginare il combattimento con il mio avversario la sera prima di ogni incontro. Prima di dormire dovevo creare nella mia testa una specie di sogno a occhi aperti in cui potevo controllare qualsiasi situazione e, naturalmente, rivolgerla a mio favore.

"Sono io che decido cosa immaginare – pensavo – non sarà altrettanto facile sul ring". Eppure, come per magia, la sera seguente il combattimento si svolgeva proprio come nella mia immaginazione. Mi correggo, la mia visualizzazione.

Non ho fatto davvero una magia, né ho previsto il futuro. Mi ero solo preparato mentalmente a gestire l'incontro come volevo io; il mio corpo era per così dire "programmato", sapevo come avrebbe risposto il mio rivale e riuscivo ad anticipare le sue mosse.

Cosa c'entra tutto questo con noi? A parte il conoscerci meglio, ti voglio raccontare che cosa significa avere il *mindset* dello sportivo. Soprattutto, voglio farti capire che non devi essere un alieno per raggiungere i tuoi obiettivi e costruire un fisico invidiabile.

Lo sport mi ha sempre insegnato a sopportare dolore e sacrifici, ma quando ho iniziato ne sapevo esattamente quanto te. Tutti gli atleti fortissimi che vedi alla tv sono partiti da meno di zero: Cristiano Ronaldo, Michael Jordan, Rafael Nadal e chi più ne ha più ne metta.

Tutti loro non sono nati con la rispettiva palla o racchetta in mano, ma hanno lavorato sodo per arrivare sulla vetta del mondo. Un po' di talento aiuta, ma senza la giusta mentalità si rimane in panchina.

Ci sono persone più dotate di altre, non lo nego, ma fortunatamente qua non stiamo parlando di sport olimpici. Questo libro serve a chi non si è mai allenato per ottenere un risultato soggettivo, a prescindere dalle prestazioni sportive. Piccolo spoiler: tratteremo più a fondo questo argomento insieme alla Scusa n. 7.

Se hai già fatto sport in passato, quello che ti sto dicendo sarà più facile da capire e quando sarà il momento di agire ti renderai conto più facilmente dei tuoi progressi.

Non serve un talento disumano per raggiungere i tuoi obiettivi, l'unica cosa che ti separa dal tuo sogno è quel percorso che non ti sei mai deciso a intraprendere. So che hai paura di affrontare ore di allenamento, fatica, sudore, dolore. Ma il dolore passa, eccome. Il sorriso e la soddisfazione di aver raggiunto un obiettivo restano per sempre.

Quante volte ti guardi allo specchio, maledicendo il tuo corpo? A quanti vestiti hai rinunciato perché non ti stavano bene o non ti entravano più? Adesso basta. Se proprio devi stare male, almeno fa che il tuo dolore sia costruttivo.

Occhio! Sto parlando di dolore fisico sopportabile, sia chiaro, non ti devi prendere a frustate. Però è vero, lo sportivo è abituato a soffrire. Anni e anni di allenamento e disciplina plasmano la sua mente, infatti dopo un po' di tempo non dà più peso alla fatica e ai dolori muscolari.

La tua testa non riesce a sopportare un dolore che non hai mai provato, e farà di tutto per farti demordere. Un allenamento alla volta dovrai abbattere quelle barriere e abituare corpo e mente alla fatica.

Quando nel bel mezzo di un circuito ti sentirai bruciare dappertutto e penserai "quanto vorrei andare a casa adesso", significa che stai lavorando bene e sei già un passo avanti rispetto a ieri. È in questi momenti che entra in gioco il mindset.

Quando inizi un percorso di allenamento, devi mettere in conto dall'inizio che starai male ed è normale sentire dolore. Se riesci a guardare oltre, a immaginare come sarai se continuerai ad allenarti fregandotene del dolore e della fatica, non ti può fermare nessuno.

Visualizza il tuo obiettivo e tutto ciò che sei disposto a fare per ottenerlo. Immagina che tutte le cose che non riesci a fare siano un gioco da ragazzi, prendi atto degli ostacoli che incontrerai e fa che siano un pensiero vivido nella tua mente, dove sei tu a comandare.

Ecco, ci siamo, hai fatto la "magia". O quasi. In questo momento probabilmente sei abituato ad arrenderti alla prima difficoltà: è normale e nessuno te ne fa una colpa. Devi *resettare* la tua mente e se non ci riesci da solo ti sarà utile l'aiuto di un coach. Un coach, non un trainer.

Un personal trainer, o un istruttore, ragiona in maniera meccanica: ti chiede di fare un esercizio, conta serie e ripetizioni, senza preoccuparsi del motivo per cui ti stai allenando, e soprattutto perché ti sei dovuto rivolgere a un'altra persona per combinare qualcosa di buono.

Un coach ragiona in maniera dinamica. Prima di impostare un piano di allenamento vuole conoscerti, modula gli esercizi a seconda dei tuoi progressi e soprattutto ha sofferto come un cane per arrivare a seguirti, imparando la disciplina dello sport.

Un coach come me capisce come ti senti e sa che puoi fare molto di più, per questo sarà sempre pronto a motivarti senza raccontarti fandonie.

Diciamo le cose come stanno: non sempre riuscirai a dare il 100% nel tuo allenamento. I tuoi picchi di energia saranno diversi e arriveranno quando meno te lo aspetti: a volte, invece, subirai dei cali. Non finirai tutti i circuiti, alcuni esercizi non riuscirai a farli, ma ti stai allenando proprio per questo.

Anche i piccoli progressi sono comunque un passo avanti, e sono importantissimi nei primi periodi in cui ti alleni. Ogni circuito, ogni singolo esercizio non sarà perfetto, ma ti avvicina a quello che vorresti essere.

È in momenti come questi che devi stringere i denti e andare avanti, perché è qui che si vede la differenza tra un tipo qualunque che fa sport per moda e un guerriero del fitness.

Lo sportivo è una mossa avanti a tutti perché ha sviluppato la mentalità vincente: sa benissimo che può perdere o vincere, ma al traguardo ci arriva comunque perché lavora sodo per raggiungerlo.

Ti garantisco che tu, con il giusto mindset e un programma di allenamento valido come #Vittoria, raggiungerai l'obiettivo che desideri.

Come? Avrai modo di leggerlo via via in questo libro, adesso è arrivato il momento di svelarti la Formula del Successo. Sarebbe troppo facile se tutto si facesse solo con la mente: devi *sapere*, ma devi anche *agire* e devi farlo nel modo giusto.

Non sono mai stato bravo in matematica, ma questa semplice equazione sta alla base di qualsiasi piano di allenamento efficace. Partiamo da questo presupposto: sicuramente nessuno ti ha mai insegnato a lavorare prima con la testa che con il corpo.

Allenarsi senza questo principio sarebbe come costruire una casa senza il tetto: può diventare una villa bellissima, ma prima o poi inizierà a piovere, e allora saranno guai.

Ti ho parlato della visualizzazione, ma da sola non è abbastanza. Stai ancora rischiando di allenarti nel modo sbagliato, o, peggio, di farti male. Per questo motivo hai bisogno della Formula del Successo che, per quanto sia facile da ricordare, è fon-da-men-ta-le.

La Formula del Successo:

CONSAPEVOLEZZA

+

METODO

+

EQUILIBRIO

=

SUCCESSO

Andiamo nel dettaglio.

Consapevolezza. Il primo approccio all'allenamento non ha niente a che vedere con pesi ed esercizi. Il miglior punto di partenza è conoscere te stesso e sapere a cosa stai andando incontro. Fino ad ora hai acquistato compulsivamente abbonamenti in palestra, attrezzi stravaganti e tute all'ultima moda, poi al primo accenno di fatica ti sei fermato.

Adesso che conosci la visualizzazione, "avverti" il tuo corpo che sta per affrontare un percorso difficile, ma la ricompensa vale ogni fatica. Resetta il cervello e preparati a fare qualcosa di completamente nuovo, che cambierà la tua vita.

Metodo. Ora sai che dovrai fare i conti con la fatica e qualche dolore muscolare per ottenere il corpo che tanto desideri. Purtroppo, sei ancora impreparato. Non possiamo essere tutti laureati in Scienze motorie e non possiamo studiare tutti i programmi di allenamento in circolazione.

Non temere, qui entra in gioco il tuo coach. Ogni cosa che funziona bene si basa su un metodo preciso e sperimentato. Infatti, il programma #Vittoria segue un protocollo ben definito, quindi non mi limiterò a mandarti una scheda precompilata via mail.

Ho bisogno che tu segua le mie indicazioni, così come io ho ascoltato il mio maestro P Yai e ho vinto la maggior parte degli incontri che ho disputato, tra cui il titolo mondiale di Muay thai.

Equilibrio. Adesso che sei pronto a fare il primo passo, assicurati di non strafare. Trova l'equilibrio nell'attività fisica, nell'alimentazione e automaticamente troverai equilibrio nella tua vita.

Non devi allenarti 7 giorni su 7 né seguire diete restrittive e te lo ripeterò in continuazione: desidero che tu sia contento di quello che fai perché in fin dei conti lo stai facendo per il tuo bene.

La Formula del *Successo* è la chiave di volta di un percorso di allenamento sereno e produttivo. Ma non solo, andiamo un po' più sul pratico. Tenere a mente questo principio ti farà risparmiare tempo, soldi e sforzi inutili. L'ultima cosa che vuoi è sprecare le tue energie in qualcosa che non funziona.

Ti assicuro che, una volta appreso il giusto stato mentale, iniziare ad agire sarà molto più facile. Ricorda bene questa Formula, scrivila su un foglietto e appendila in bagno, se necessario: Consapevolezza, Metodo, Equilibrio.

Per concludere, il primo lavoro da fare per dire addio alle scuse è sul cervello. Inizia da adesso a visualizzare e fai una lista, anche scritta, di tutte le difficoltà che potresti incontrare. Da qui alla fine del libro molte di loro si ridurranno a una sciocchezza, ma tieni presente che non sarà sempre una passeggiata come qualcuno cerca di farti credere.

Ci saranno dei giorni in cui sarai insoddisfatto, stanco e arrabbiato. Quelli saranno i giorni in cui avrai perso la battaglia ma non la guerra. Sono certo che tra qualche mese sarai una persona diversa: già leggendo questo libro stai facendo qualcosa per essere migliore rispetto a ieri, devi andarne fiero.

Adesso goditi i prossimi capitoli ed evidenzia tutto quello che ritieni importante. Stai per scoprire perché hai sempre avuto difficoltà ad allenarti, riceverai consigli utili e smetterai di credere a dei falsi miti troppo diffusi.

Ti sto per servire su un piatto d'argento la soluzione a qualsiasi problema che ti ha impedito di allenarti e vedrai crollare tutte le scuse che ti sei raccontato.

Scusa n. 1
Non ho tempo

Non tutti sanno che sono passato alla storia della kick boxing per essere diventato campione italiano quando ancora ero minorenne. Cosa c'entra? Lascia che te lo spieghi, è un aneddoto abbastanza divertente.

Il 2004 per me è stato un anno di fuoco. Avevo 15 anni e, seppure mi trovassi nel pieno della mia adolescenza, avevo già capito che nella vita bisogna darsi parecchio da fare per realizzare i propri desideri.

Nonostante il fisico magrolino, all'epoca ero uno dei migliori giocatori nella mia squadra di pallanuoto al punto che mi avevano offerto di lavorare come istruttore per la squadra dei più piccoli, quindi mi destreggiavo tra la scuola, i lunghi allenamenti e il lavoro.

Questo equilibrio, già precario di suo, è stato stravolto una mattina come tante altre mentre stavo andando a scuola.

C'era uno sciopero e gran parte dei miei compagni si stava rifiutando di entrare a scuola, ma io avevo già collezionato troppe assenze e ritardi per unirmi a loro, quindi mi sono diretto verso l'ingresso. All'improvviso mi sono sentito strattonare, e pochi secondi dopo avevo di fronte il faccione di un ragazzo più grande che mi stava tenendo per la giacca.

"Ho detto che oggi non si entra", intima lui con aria minacciosa mentre mi spinge con forza, probabilmente allo scopo di buttarmi a terra.

In quel momento, come si suol dire, mi si è chiusa la vena e i nervi hanno avuto la meglio su di me. Mi sono scagliato contro il bulletto e l'ho colpito in pieno viso con il pugno serrato.

A quei tempi potevo sembrare una preda facile, perché nonostante l'altezza ero davvero una mezza cartuccia, ma mi è bastato un colpo per mandare al tappeto un ragazzo di quinta superiore (ed essere spedito di corsa dal preside, naturalmente).

Appena uscito dall'ufficio di presidenza, arrabbiato come una iena, incrocio Davide, un ragazzo più grande di me con cui fino a quel momento non avevo mai parlato.

"Sei tu quello che ha steso Tizio prima?".
"Sì, sono io", l'effetto dell'adrenalina stava scendendo, e iniziavo ad avere un po' di paura. "Ti manda lui? Vuoi mettermi le mani addosso anche tu?".
"Ma no, figurati, volevo solo dirti che hai un bel destro. Ti piacerebbe fare kick boxing?".

Erano anni in cui gli sport di combattimento stavano da poco prendendo piede in Italia, io sapevo a malapena di cosa si trattasse, ma le sue parole furono come un'illuminazione. Non avevo mai considerato seriamente l'idea di diventare pugile, eppure bastarono 5 parole per convincermi senza neanche pensarci su un attimo.

Mi sono iscritto in una palestra specializzata senza abbandonare la pallanuoto, così per un anno intero mi sono ritrovato a fare 10 allenamenti a settimana (4 di kick boxing e 5 di pallanuoto più la partita), a seguire la squadra dei bimbi e andare a scuola dopo una corsetta mattutina di 40 minuti.

Sono il primo ad ammettere che è stato un anno durissimo, snervante e pieno di sacrifici: per dedicarmi ai combattimenti a tempo pieno alla fine ho dovuto lasciare la pallanuoto, ma è così che ho potuto vincere il titolo nazionale di kick boxing in due diverse federazioni a 17 anni.

Tutta questa storia solo per farti vedere quanto sono figo? Assolutamente no, ci mancherebbe. Ti ho voluto raccontare la mia esperienza perché, se ce l'ha fatta un ragazzino di 15 anni a trovare il tempo di seguire una passione, tu puoi sicuramente trovare qualche ora del tuo tempo da investire nell'attività fisica, non necessariamente perché ti piace ma perché ti farà sentire bene.

Purtroppo, non si può fare tutto. Per esperienza personale ti dico che prendere troppi impegni è inutile e ti fa uscire fuori di testa, ma se riesci anche a ritagliarti venti minuti del tuo tempo per completare un circuito è già un passo avanti, e non richiede grossi sforzi.

Spesso il problema che accomuna le persone non è la mancanza di tempo, ma la sua cattiva gestione: la mattina rimandi la sveglia fino all'ultimo secondo, sprechi il tempo libero sui social o a sfondarti di serie tv e la domenica è sempre dedicata al divano. Ti suona familiare?

Se invece non ti rivedi in queste attività sei già un passo avanti, vediamo se posso darti qualche dritta su come gestire meglio il tuo tempo:

- Prima di tutto, tieni una lista di cose importanti da fare, sia a casa sia al lavoro.
- Compra un'agenda e tieni traccia del tempo libero che hai a disposizione.
- Se il lavoro ti permette degli orari umanamente sopportabili, la mattina svegliati 30 minuti prima.
- Dedica più tempo alle cose redditizie o che ti portano più

benefici e viceversa.

Quando hai sott'occhio le attività della tua giornata o della tua settimana tipo, è molto più facile capire quanto tempo hai realmente a disposizione e quanto in realtà ne sprechi.

Ti va di fare un esercizio insieme a me? Per adesso si tratta solo di scrivere, tranquillo. Ti lascio qua un po' di spazio per scrivere almeno 3 cose a cui potresti rinunciare questa settimana per guadagnare 120 minuti.

Non devono essere tutti di fila o nel solito giorno, basta che in quei 120 minuti tu possa dedicarti a te stesso senza pensieri o distrazioni.

1)____

2)____

3)____

Fatto? È stato abbastanza facile, vero? Sì, è più facile a dirsi che a farsi, ma ti devi rendere conto che sono davvero troppe le attività inutili o con uno scarso rapporto costi/benefici che ti portano via tempo prezioso. Chissà a quante attività hai rinunciato perché l'idea di non avere abbastanza tempo ti bloccava fin da subito, quando in realtà ti basterebbe riorganizzare le tue giornate ed essere più consapevole di come le spendi.

La verità è che il nostro cervello è "programmato" per risparmiare energie e fa di tutto per convincerci a evitare la fatica e il dolore, ed è proprio per questa ragione che continui a riempirti di storie finché non ne sei fermamente convinto.

Il 90% delle scuse che troverai descritte in questa sezione sono frutto del meccanismo contorto della nostra mente, ma il modo di aggirarlo esiste e se ci provi ti aiuterà non solo ad avere il corpo che sogni da sempre, ma a migliorare la tua vita in generale.

La prossima volta che dirai a te stesso "non ho tempo" pensa a quel ragazzino smilzo che rischiava di fracassarsi la testa correndo avanti e indietro in motorino fra un allenamento e l'altro, e alla fine è diventato un campione. Anche tu sei un campione sotto sotto, devi solo smettere di raccontarti frottole.

Soluzione

Ti bastano 2 ore a settimana

Poco fa ti ho chiesto di pensare a come risparmiare 120 minuti del tuo tempo. Le giornate purtroppo sono di 24 ore per tutti, non è possibile creare altro tempo, possiamo solo gestirlo meglio. Ma c'è un motivo per cui ho specificato 120 minuti, indovina un po' perché?

Esatto! 2 ore a settimana sono giusto il tempo che ti serve per portare a termine un allenamento tonificante completo per tutto il corpo. Non sto scherzando, potresti tornare in forma semplicemente guardando qualche serie tv in meno, stando meno tempo sui social oppure, se sei super carico e motivato, alzandoti prima la mattina.

Due ore sono poco più dell'1% della tua settimana, senza neanche tenere conto del weekend. Sei proprio sicuro di non riuscire a tenerti libero per così poco tempo?

I miei clienti sono la prova vivente che 120 minuti sono un tempo sufficiente per tornare in forma e tonificare il corpo. Chi segue il programma #Vittoria, infatti, si allena 4 volte a settimana in sessioni da 30 minuti.

All'inizio molti erano scettici, addirittura sui social mi davano (e tuttora mi danno, quelli che non mi conoscono) del ciarlatano, perché sembra impossibile ottenere buoni risultati con mezz'ora di allenamento al giorno.

Fortunatamente non tutti mi hanno preso per pazzo, i primi coraggiosi clienti che hanno acquistato #Vittoria, dopo poche settimane, non potevano fare altro che darmi ragione, eppure sono persone come te, che lavorano e vivono una vita normalissima con i loro impegni e i loro interessi.

È incredibile raggiungere risultati importanti in così poco tempo, ma lascia che ti spieghi perché il mio metodo funziona.

#Vittoria è innanzitutto un programma mirato, strutturato su misura per ogni persona, quindi nessuno sforzo va sprecato. Prima di iniziare, aiuto il cliente a stabilire degli obiettivi importanti per lui/lei, da raggiungere a step e con uno sforzo sostenibile.

In questo modo gli esercizi vengono personalizzati, così come i consigli di alimentazione di un nutrizionista, che sono inclusi nel programma. In parole povere il cliente fa solo gli esercizi che gli servono, mangia quello che deve mangiare senza stare a stecchetto, e nel giro di 8 settimane ha già fatto un cambiamento radicale.

Leggi le testimonianze se non mi credi, o guarda i video dei miei clienti sul mio sito, non mi sto inventando niente. Oltre all'allenamento personalizzato, il segreto sta nell'aumentare il tono muscolare mentre si bruciano i grassi. Unendo le due cose in una singola sessione, il tempo di allenamento può essere dimezzato, garantendo comunque dei buoni risultati.

È bene essere chiari, #Vittoria non fa miracoli e io non sono un mago: non ti verrà un fisico da copertina in due mesi, ma la differenza tra il prima e il dopo sarà evidente e i risultati che otterrai ti spingeranno ad alzare l'asticella e continuare a migliorare il tuo corpo.

Concludere il programma #Vittoria non è un traguardo, ma l'inizio di qualcosa di molto più grande che ti cambierà fisicamente e mentalmente.

Tornando a noi, se riesci a gestire bene il tuo tempo e ritagliare una mezz'oretta da dedicare solo ed esclusivamente a te stesso, riuscirai senza problemi a tornare in forma.

La cosa interessante è che non sei vincolato né dagli orari di una palestra né dai turni di un personal trainer: puoi fare gli esercizi dove e quando vuoi, ti basta accendere lo smartphone o il computer per avere tutti i contenuti a tua disposizione.

Puoi svolgere i tuoi esercizi all'alba così come la sera dopo cena, sei libero di gestire il tuo allenamento come vuoi, a patto che tu segua i consigli di alimentazione e rispetti il programma.

Hai sempre pensato di non avere abbastanza tempo per allenarti. Con i tuoi ritmi quotidiani sarebbe impossibile andare in palestra per almeno un'ora, fare la doccia e poi tornare a casa. Quello che sto cercando di farti capire è che esiste un modo diverso per tenerti in forma, probabilmente più efficace di stare delle ore a tenere il conto delle ripetizioni del solito esercizio.

Non serve passare le giornate in palestra a tirare i manubri su e giù, o peggio a correre sul tapis roulant come un criceto sulla ruota. Naturalmente ti sto parlando di tonificazione, se vuoi fare il bodybuilder torna pure ad ammazzarti in sala pesi.

Il tempo non è una cosa che metti in un cassetto e usi più tardi, una volta che è passato non lo avrai più indietro. Rimandare l'attività fisica a quando avrai più tempo è un paradosso, perché il tempo ce l'hai adesso e te lo lasci sfuggire rimandando un problema.

Ti parlo di attività fisica ma questo discorso vale per tutto: praticare un hobby, partire per un viaggio, stare con le persone che ami. Se hai pieno potere sulla tua vita, sei perfettamente in grado di gestire il tuo tempo e dedicarti a tutte le cose che vuoi fare, tagliando fuori quelle inutili o che non ti interessano davvero.

Potresti provare ad essere più multitasking o, come dice il proverbio, prendere due piccioni con una fava: prendi un'attività che vuoi fare e una che devi fare e prova a metterle insieme. Devi falciare il prato ma ti andava tanto di leggere? Scarica un audiolibro.

Vuoi passare più tempo con figli, partner o amici? Invitali a cena e se non puoi essere presente fatti sentire con una telefonata. Non è sempre possibile fare due cose contemporaneamente, specialmente al lavoro, ma non lo sarà mai finché non ci provi.

Dedicati a quello che ritieni importante e approfitta di ciò che hai adesso. Fra qualche anno potresti rimpiangere di non avere iniziato prima ad allenarti e a curare la tua salute psicofisica e nessuno ti ridarà indietro il tempo passato.

Ora però basta, credo che questa malinconia abbia rotto le scatole sia a me che a te, cambiamo argomento!

La storia di Alessandro.

"Sono Alessandro, ho 42 anni e vivo a Roma. Tutte le mattine mi sveglio alle 4.30 del mattino e torna a casa la sera alle 20 dopo un'intensa giornata di lavoro. Chi più di me può lamentarsi di non avere il tempo per allenarsi?

Quando ho conosciuto Giovanni gli ho subito detto che la mia vita lavorativa mi porta via la maggior parte della giornata. Ho capito che mi serviva un grosso stimolo esterno per iniziare ad allenarmi, un aiuto per tirare fuori il meglio di me con il poco tempo libero che il lavoro mi concede.

Avevo bisogno di tornare in forma, ma soprattutto di avere a fianco qualcuno che mi aiutasse. Non ne potevo più di allenarmi a caso e senza successo.

Quando Giovanni mi ha parlato del programma #Vittoria ha stuzzicato la mia curiosità e mi è sembrata la soluzione più adatta ai miei ritmi. Ho voluto saperne di più e ho iniziato il programma.

Oggi posso dire di avere ottenuto ottimi risultati e sono diventato un membro molto attivo nella community di #Vittoria. Mi piace mandare il buongiorno tutte le mattine a Giovanni e ai miei 'colleghi' per condividere con loro il mio allenamento quotidiano".

RIEPILOGO DEL CAPITOLO 1:

- SEGRETO n. 1: il problema non è la mancanza di tempo, ma la sua cattiva gestione.

- SEGRETO n. 2: tieni traccia dei tuoi impegni con un'agenda.

- SEGRETO n. 3: con un allenamento personalizzato ti bastano 2 ore a settimana.

- SEGRETO n. 4: ai esercizi che bruciano calorie e allo stesso tempo tonificano.

- SEGRETO n. 5: se puoi, svegliati prima e allenati di mattina.

Scusa n. 2
Non voglio stare a dieta

Aaah, qui andiamo a toccare un tasto dolente. Quanti buoni propositi svaniti nel nulla, quante diete che dovevano iniziare lunedì, ma non si sa di quale mese né di che anno, e quanti presunti guru del dimagrimento hanno fatto soldi a palate.

La dura verità è che nessuno vuole stare a dieta, figuriamoci noi italiani che siamo nati in un Paese dove si mangia che è una meraviglia. La dieta mediterranea è stata nominata patrimonio dell'Unesco e un tizio col camice bianco ci vuole privare di tutte queste prelibatezze: il pane, la carbonara, le lasagne, il tiramisù, la pizza.

Non ci va proprio giù che qualcuno ci dica cosa e quanto mangiare, figuriamoci se dobbiamo rinunciare alle cose che ci piacciono di più.

Beh, non ti posso negare che se esageri con alcuni alimenti la pancetta è assicurata (quella sopra gli addominali però, non il bacon): sto parlando di dolci, alcolici, bevande gassate strapiene di zucchero e qualsiasi piatto fritto o pieno d'olio.

Tutte calorie buonissime purtroppo, ma che all'organismo non servono e si trasformano in ciccia. Questo lo sapevi già, non c'era bisogno che arrivasse Giovanni Redi a spiegartelo, però ti vorrei parlare di tutte quelle "diete" inutili, inventate di sana pianta da degli incompetenti e che servono solo a farti patire la fame e innervosire.

Per esempio, tempo fa ho sentito parlare della famosa dieta chetogenica che riduce drasticamente i carboidrati, ma quella più ridicola che abbia mai sentito è la dieta del sedano. Sì, il sedano.

Ma stiamo scherzando? Se vi mangiate solo sedano a pranzo e a cena, e non uscite fuori di testa, vengo a stringervi la mano di persona. Che poi, detto tra noi, il sedano fa anche abbastanza schifo, sta bene solo nel soffritto.

Fortunatamente, fatti salvi i casi di obesità grave e altri problemi di salute, non è assolutamente necessario stare a stecchetto quando si segue un programma di allenamento.

Il cibo dovrebbe essere un piacere e il carburante di tutte le nostre attività quotidiane, non deve essere né un nemico né una dipendenza o peggio ancora una valvola di sfogo. Mangiare sano non significa stare perennemente a dieta, ma scegliere gli alimenti giusti che ci danno la giusta quantità di energia per affrontare sia le nostre giornate sia l'allenamento.

Se sei una persona nella media che vuole stare o ritornare in forma ti assicuro che non hai bisogno di diete ipocaloriche da fame o chissà quali integratori pieni di schifezze. A meno che tu non voglia diventare grosso e pieno di muscoli dove neanche sapevi di averne (in quel caso avresti bisogno di qualche punturina) puoi avere uno stile alimentare ricco e completo di tutti i macronutrienti.

Se dovessi avere bisogno di integratori dovrebbe essere un medico qualificato a dirtelo, non il primo influencer che trovi su

Instagram.

I macronutrienti si chiamano così perché sono la principale fonte di energia dell'organismo, e sono:

Nome/apporto calorico	Si trovano in
Proteine: 4cal/grammo	Carne, pesce, uova, legumi, frutta secca…
Carboidrati: 4 cal/grammo	Zucchero, cereali e derivati della farina (pane, pasta…)
Grassi o lipidi: 9 cal/grammo	Olio, grassi animali, burro, insaccati, formaggi…

Ma, aspetta un momento. Ho letto bene? I carboidrati hanno meno calorie per grammo rispetto ai grassi?

Tranquillo, non ho preso un abbaglio. Un grammo di carboidrati in media apporta meno della metà delle calorie rispetto a un grammo di grassi.

E allora perché tutti fanno la guerra ai carboidrati e ci dicono di eliminarli dalla dieta?

Qui c'è da fare una chiara distinzione tra i carboidrati complessi e i carboidrati semplici. Sei pronto per una bella spiegazione scientifica? Cercherò di farla breve e comprensibile.

I *carboidrati complessi* sono l'amido e le fibre, che si trovano principalmente nei cereali e nella verdura, e il glicogeno che si trova invece nella carne animale. Hanno una composizione molecolare più complessa, come dice il nome, e vengono scomposti dall'organismo più lentamente.

I *carboidrati semplici*, al contrario, sono composti da poche molecole, in genere una o due. Sono anche chiamati zuccheri e si trovano nella frutta, nel latte e nel comune zucchero da cucina (saccarosio).

Non sono un dottore né un esperto in materia, quindi non mi sbilancerò nel fare una distinzione tra carboidrati "buoni e cattivi". Tuttavia, ti posso dire che i carboidrati complessi vengono assorbiti più lentamente e rilasciano gradualmente energia; il processo di digestione di questo tipo di carboidrati evita un innalzamento troppo veloce della glicemia, e dà un prolungato senso di sazietà.

Gli zuccheri invece andrebbero limitati perché sono un po' subdoli: non fai in tempo a mandarli giù che li hai già assorbiti e ti sei beccato una bella dose di calorie inutili (a meno che tu non stia correndo una maratona) e fiumi di insulina, per questo i diabetici devono stare attenti a cosa mangiano.

Naturalmente, non devi smettere di mangiare la frutta e bere il latte, ma sicuramente devi limitare gli zuccheri raffinati come il saccarosio, e tutte quelle pietanze in cui è contenuto in grande quantità, guarda caso dolci, bibite gassate e via dicendo.

C'è una bella differenza tra eliminare del tutto un alimento, ridurne la quantità e scegliere una versione più salutare, ed è proprio qui che sta la differenza tra una dieta temporanea e uno stile di vita da mantenere per sempre.

Cerca di mangiare più cibo sano possibile, concediti qualche piacere ogni tanto, senza esagerare. Se sei costretto a mangiare fuori ogni giorno per lavoro, prova a portarti il pranzo. Quando vai a fare la spesa, occhio a cosa compri: avere tante schifezze a portata di mano nella dispensa è una tentazione a cui quasi nessuno sa resistere.

Sono piccole accortezze, molto meno restrittive di una dieta che potresti mettere in pratica fin da subito senza sbattere la testa contro il muro dopo due giorni. Se hai qualche dubbio riguardo la tua alimentazione, assicurati di non avere intolleranze alimentari e rivolgiti sempre a un medico specialista.

Soluzione
Liberati dal tormento della dieta

Il motivo per cui le diete vengono rimandate o puntualmente mollate dopo pochi giorni è il tormento costante dello sgarro e della bilancia.

Le persone che si mettono a dieta, nella stragrande maggioranza dei casi, lo fanno per perdere peso: quel numerino sulla bilancia le terrorizza, le ossessiona e rende il momento del pasto una tortura.

Il cibo dovrebbe essere portatore di piacere e godimento, ma durante la dieta si scatena un rapporto di odio/amore nei confronti di qualsiasi alimento e le sue calorie. È logico che tutto questo stress dopo un po' ti porta ad abbuffarti o mandare direttamente a quale paese la dieta e chi te l'ha proposta.

E poi – noi italiani lo sappiamo bene – chi lo va a spiegare a mamme, nonne e zie che non possiamo mangiare le lasagne perché siamo a dieta?

Tutti noi sappiamo cosa significa mangiare sano, mettere nel piatto verdure di tutti i colori, stare alla larga dagli alimenti pieni di grassi, bere tanta acqua ecc. Quanti effettivamente lo fanno? Pochi, perché purtroppo le cose più buone sono quelle che "fanno male" e abbiamo già abbastanza pensieri per la testa, non vogliamo stare attenti anche al cibo.

Arriviamo al dunque: la dieta come la intendi tu non serve a niente. Non è sostenibile a lungo termine, c'è il rischio che, una volta interrotta, tutti i chili che hai perso tu li riprenda in un paio di settimane.

Se ci pensi, quando finisci la dieta torni a mangiare esattamente come prima e sei punto e a capo, ma non è neanche pensabile di stare a stecchetto per tutta la vita.

Poco fa ti ho accennato alla differenza tra la dieta e uno stile di vita sano. La dieta è temporanea e utile solo in certe situazioni e naturalmente deve essere preparata da un esperto in materia, non letta su una rivista dal parrucchiere.

Uno stile di vita sano può essere mantenuto per sempre, il peso che perdi non lo recuperi più e soprattutto ti eviti un sacco di stress inutile. Devi stare sereno e ogni tanto concederti uno sfizio, una pizza con gli amici o una bella porzione di tiramisù fatto in casa.

Puoi, anzi, devi sgarrare ogni tanto e senza rimpianti, l'importante è tornare sulla retta via e continuare a mangiare sano per la maggior parte dei pasti.

È molto più facile ed efficace coltivare una buona alimentazione da mantenere per tutta la vita, piuttosto che costringerti a una dieta restrittiva e, una volta finita, riprendere di botto tutti i chili che eri riuscito a perdere.

Detto questo, il timore della dieta non è una buona scusa per non rimetterti in forma. Anzi, ti dirò di più. Se inizi ad allenarti dopo un lungo periodo di "divanite" acuta (1) a maggior ragione avrai bisogno di mangiare per compensare lo sforzo, e dovrai assumere tutti i nutrienti nella giusta quantità.

(1) Sindrome molto diffusa che ha come sintomo l'attaccamento al divano nel tempo libero.

Occhio, ho usato l'espressione giusta quantità che non vuol dire "strafogati, che tanto ti sei appena allenato", intendiamoci.

Quando ho creato il programma #Vittoria non volevo assolutamente costringere i miei clienti a stare a dieta, d'altro canto non è possibile pensare a un programma di allenamento efficace senza tener conto dell'alimentazione.

In qualità di coach riesco ad aiutare le persone a mantenere buone abitudini, ma non sono qualificato per studiare piani di alimentazione, quindi non potevo pensarci da solo. Mi sono ritrovato in un bel casino, finché non ho deciso di chiedere aiuto a chi ne sa più di me.

Ho cercato un nutrizionista preparato che fosse disposto a collaborare con me e ho incluso nel programma #Vittoria una sua consulenza, con tanto di consigli di alimentazione personalizzati.

Il compito del nutrizionista è dare a ogni cliente delle dritte su cosa e come mangiare durante il percorso di allenamento, poi sta a me assicurarmi che ogni persona le segua con costanza. Lo dico e lo sottoscrivo: non è una dieta, non devi stare a stecchetto, non ti diamo le bacchettate sulle mani se sgarri.

Devi vivere tutto il tuo percorso di tonificazione in serenità, specialmente quando ti metti a tavola. Devi arrivare all'allenamento con abbastanza energie per affrontarlo, ma non costringermi a farti lavorare di più perché mangi troppo e male.

A questo proposito, ci tengo a dire una cosa molto importante. Io e il mio team siamo estremamente disponibili e pronti ad aiutarti, ma non è detto che ogni cliente faccia per noi. Mi spiego meglio, ogni persona che seguo deve dimostrarmi che vuole davvero trasformare il proprio corpo e le proprie abitudini definitivamente.

Deve seguire le mie indicazioni, quelle del nutrizionista e quelle del trainer che farà il check-up, chi vuole fare come gli pare non è il benvenuto! Non posso permettermi di sprecare tempo prezioso ed energie con chi non è disposto a fare sacrifici, a discapito delle persone che sono veramente motivate e pronte a tutto per cambiare la propria vita.

Allo stesso modo, non sono la persona giusta per seguire le persone che hanno bisogno di un aiuto di tipo diverso, perché a volte un problema che parte dalla testa non si risolve con un bel fisico.

Detto ciò, lo dico apertamente, se mi rendo conto che un cliente non vuole, o non può essere aiutato con il personal coaching, lo rispedisco a casa e amici come prima.

Anche se #Vittoria mi aiuta molto a tenermi in contatto con tantissime persone, sono un professionista e insieme al mio team voglio aiutare gli altri a raggiungere seriamente degli obiettivi.

Per concludere, cerca di capire che mangiare sano può sembrare una scocciatura, ma ti aiuta a migliorare il tuo corpo più velocemente e soprattutto è un investimento importante per la tua salute.

Se deciderai di acquistare #Vittoria, ti accorgerai che le lezioni di mental coaching si basano soprattutto sul creare e mantenere buone abitudini e tra queste c'è anche l'alimentazione. Se avrai bisogno di una tiratina d'orecchie ogni tanto per ricordarti di mangiare bene, potrai sempre contare su di me.

La storia di Federico G.
"Sono Federico, ho 43 anni e vengo da Pisa. Nella vita lavoro come agente immobiliare. Fino a pochi mesi fa ero completamente fuori forma e stressatissimo, ma non riuscivo né ad allenarmi né tantomeno a seguire una dieta.

L'alimentazione era uno dei grandi nemici del mio aspetto fisico, non avevo intenzione di stare a stecchetto. Ho iniziato il programma #Vittoria a maggio e dopo soli 3 mesi sono riuscito a perdere più di 11 chili. Sono arrivato ad allenarmi 3/4 volte a settimana e il mio aspetto è cambiato completamente.

Non mi fermerò qui: continuerò un percorso personalizzato di alta tonificazione con Giovanni per mantenere e sviluppare ancora di più i muscoli".

RIEPILOGO DEL CAPITOLO 2:

- SEGRETO n. 1: le diete assurde sono inutili.

- SEGRETO n. 2: impara a conoscere le sostanze nutritive.

- SEGRETO n. 3: concediti uno sgarro ogni tanto.

- SEGRETO n. 4: trasforma la dieta in uno stile alimentare da mantenere per sempre.

- SEGRETO n. 5: rivolgiti a un nutrizionista se non sai dove mettere le mani.

Scusa n. 3
Allenarsi è noioso

Questa scusa che sento spessissimo è la sorella gemella di "Tanto mi conosco, dopo un paio di giorni smetterei di allenarmi". Lo hai pensato anche tu qualche volta?

No no, fermi tutti, ti stai sbagliando di brutto: tu, in questo senso, non ti conosci affatto. O meglio, conosci soltanto la parte di te a cui piace spaparanzarsi sul divano con la birretta ghiacciata da una parte e Netflix dall'altra.

Il pensiero di alzarti, vestirti, andare in palestra a ripetere i soliti movimenti per 15 volte non è molto allettante perché non sei abituato all'idea di fare attività fisica. Prima di tutto se non ti decidi mai a iniziare ad allenarti seriamente, come fai a sapere che dopo un po' getterai la spugna?

E in secondo luogo, bastano pochi giorni per sviluppare una

buona abitudine come quella dell'allenamento. Se ce la fai a tenere duro nei primi tempi, magari facendoti aiutare dalle persone che ti stanno vicino, presto arriverà il giorno in cui ti sentirai addirittura in colpa per non essere andato in palestra.

Se non hai mai provato e non sai da dove iniziare, cerca delle scuse positive per iniziare a fare movimento. Ti farebbe comodo qualche consiglio? Eccoti servito:

Dillo a tutti.

Di' a tutti i tuoi amici e parenti che stai iniziando a fare sport, iscriviti in palestra e fatti subito un selfie da mettere su Instagram: più persone sanno che ti stai attivando, più ti impegnerai per mantenere la tua nuova reputazione di sportivo. Prima o poi ti chiederanno notizie su come sta andando la tua rivoluzione fitness, tu cosa risponderai?

Fallo in compagnia (ogni doppio senso è puramente casuale).

Cerca un partner disposto ad allenarsi con te in palestra e motivatevi a vicenda. Potete iniziare andando a correre e facendo due chiacchiere per riattivare i muscoli, oppure se te lo puoi permettere potresti adottare un bel cagnolone: dovrai per forza portarlo a fare la passeggiata, così tu aiuterai lui tirandolo fuori dal canile e lui aiuterà te a muoverti dalla sedia.

Correre e camminare però non basta, appena avrai preso l'abitudine di non stare mai fermo alza il livello del tuo allenamento.

Lancia una sfida contro te stesso.
Iscriviti a una corsa podistica, comprati un paio di pantaloni di una taglia più piccola e tienili appesi in bella vista in camera tua. Allenati finché non riuscirai a prendere in braccio tuo figlio/nipote anche se è ormai grandicello.

Imponiti un obiettivo che sia davvero importante per te, e fatti un culo così finché non lo raggiungi. Potrebbe essere utile darti una scadenza e segnarla sul calendario.

Se il tuo problema non è tanto la mancanza di buone abitudini, quanto la noia in sé e per sé, puoi stare tranquillo, non sei il solo. Tu non hai idea di quante persone ho sentito lamentarsi non tanto per la fatica, ma per la *frantumazione delle gonadi*. Non sai che vuol dire? È molto semplice, durante l'allenamento anche gli appassionati di fitness prima o poi "si rompono le palle".

La stanchezza mentale è molto più potente e fastidiosa di quella fisica, perché ti spinge a fermarti anche quando sei ancora pieno di energie. Per rimediare alla monotonia, nelle palestre si fanno corsi di gruppo, come ad esempio zumba, per coinvolgere le persone che proprio non ce la fanno a chiudersi in un centro fitness per più di 45 minuti, doccia compresa.

I corsi di questo tipo non sono affatto inutili, anzi, anch'io li propongo nelle mie palestre #Ready. Il problema è che queste attività sono prevalentemente cardiovascolari, quindi aiutano a bruciare i grassi, ma non sono molto utili per la tonificazione e l'aumento della massa magra. A lungo andare, perdi peso ma ti ammosci perché non hai sottoposto a sforzi i muscoli di tutto il corpo.

Anche l'ambiente influisce molto su come affronti l'attività fisica: c'è chi preferisce stare all'aperto, da solo e trova difficoltà ad allenarsi nei luoghi chiusi, e chi invece preferisce andare in palestra perché sa di trovare qualche conoscente con cui allenarsi e scambiare due parole.

Togli la persona dal contesto che le piace di più e la sua voglia di allenarsi sparirà. Tu hai ben chiaro quale ambiente preferisci per allenarti? Se non lo sai o non ci hai mai pensato, questo sarebbe il momento giusto per farlo. Chiediti se hai più stimoli allenandoti in compagnia o preferisci startene per conto tuo, solo tu e le tue canzoni preferite sparate a tutto volume nelle cuffie.

In realtà l'allenamento in sé è dinamico, riaccende il corpo e non dovrebbe essere noioso, ma è possibile che tu lo stia affrontando nel modo sbagliato. Scommetto che la tua idea di allenamento, a casa o in palestra, consiste nel passare da un esercizio all'altro e fare 3-4 serie da 20 ripetizioni del solito movimento con i pesi, tutti i giorni e per ogni gruppo muscolare.

Se la vedi in questo modo è normale che tu voglia stare alla larga da qualsiasi palestra, ma oggi è il tuo giorno fortunato. Questo tipo di allenamento non ti serve, a meno che tu non voglia fare il bodybuilder e diventare grande, grosso e competitivo.

Miliardi di ripetizioni con carichi pesanti sono inutili se vuoi ottenere un fisico bello e tonico senza esagerare con il volume, ci vuole una via di mezzo. Ma qualcuno è mai venuto da te a dirti che puoi allenarti in maniera diversa, ottenendo comunque ottimi risultati, se non addirittura migliori? Credo proprio di no.

A proposito, c'è anche un altro fattore che ammazza la motivazione: l'assenza di risultati. Come fai a trovare la voglia di continuare ad allenarti se non vedi nessun miglioramento anche a distanza di mesi?

Siamo esseri umani, e abbiamo bisogno di un incentivo specialmente se si tratta di attività impegnative come l'esercizio fisico. Ho conosciuto tante persone, oggi miei clienti, che si sono allenate per anni interi senza raggiungere obiettivi significativi, e io le devo ringraziare dal profondo del mio cuore perché dopo tutto mi hanno dato fiducia.

Non sono pochi quelli che si allenano costantemente e non

ottengono risultati, nonostante vengano seguiti da un personal trainer. A parte il fatto che secondo me non è concepibile definire personal trainer un tizio che non ti fa raggiungere risultati in un certo periodo, prova a pensare a come si sente in una situazione del genere.

Sprechi i tuoi soldi, butti via il tuo tempo e sopporti una fatica fisica e psicologica immensa, per poi non concludere niente. È una sensazione terribile. Eppure, per esperienza, ti dico che basta poco per assicurare dei buoni risultati a tutti, infatti con i miei programmi di allenamento sei soddisfatto o rimborsato.

Se invece ti alleni senza una figura di riferimento, i risultati possono tardare ad arrivare per diverse ragioni: problemi di salute, alimentazione scorretta o l'impostazione sbagliata dell'allenamento.

Purtroppo, sono sicuro che nessuno ti ha mai insegnato un metodo di allenamento efficace al 100% per te, probabilmente perché nessun trainer o esperto di fitness ha mai provato a crearne uno. Fino a oggi.

La noia e la frustrazione annullano qualsiasi stimolo e provocano una quantità di stress enorme che può facilmente essere evitata. Tagliare fuori l'attività fisica sembra la strada più semplice, ma ha delle pesanti conseguenze sul tuo fisico e la tua autostima.

Cerca piuttosto di affrontarla in maniera diversa e nel modo che preferisci, sarà molto più semplice allenarti se ti metti a tuo agio e crei le condizioni giuste per iniziare. Se ti piace la musica, banalmente, può farti compagnia e darti il ritmo; se preferisci il silenzio e la tranquillità ti consiglio di allenarti a casa o al parco.

Non pensare a quello che fanno tutti, fai in modo che sia l'allenamento a conformarsi alle tue esigenze, e non il contrario.

Soluzione
Allenamento a circuiti e in compagnia

Nessun programma di allenamento può essere efficace se ti annoia a morte. I movimenti ripetitivi degli esercizi e i macchinari per il cardio sono davvero molto noiosi e, tra l'altro, non sono neanche il modo migliore per allenarsi.

Per evitare che i miei clienti si addormentino sul tappetino propongo loro una modalità di allenamento efficace ma allo stesso tempo energica, e mi sbilancio nel dire che è anche divertente.

Le sessioni di allenamento con #Vittoria, infatti, si svolgono in circuiti, quindi hai una serie di esercizi da svolgere in sequenza per un tempo prestabilito. Non devi contare le ripetizioni, cambi continuamente i movimenti da compiere e, una volta finito un circuito di 10 minuti, avrai il fiatone e ti sembrerà di aver passato un'ora in palestra.

I circuiti rendono l'allenamento più dinamico e fanno lavorare più parti del corpo contemporaneamente. Non solo non hai il tempo di annoiarti ma otterrai più risultati in meno tempo e il tuo corpo si tonificherà in modo armonico.

I circuiti sono molto efficaci, ma non bastano a spezzare la noia se fai tutto da solo. Allenarsi da soli con schede precompilate o metodi fai-da-te è il modo peggiore per iniziare a rimettersi in forma.

Senza un partner o una figura di riferimento è molto difficile mantenere la motivazione e la voglia di allenarsi, almeno nei primi tempi ci vuole uno stimolo esterno che ti aiuti ad essere costante. Se non conosci nessuno che può allenarsi insieme a te, puoi fare affidamento su un esperto del settore fitness.

Il mio lavoro di personal coach si basa proprio su questo, essere sempre presente per i miei clienti e aiutarli ad andare avanti, anche quando getterebbero volentieri la spugna per la noia o la fatica.

In tanti mi hanno confessato che si allenano molto meglio se li seguo passo per passo, e che preferiscono il contatto con una persona vera piuttosto che il foglietto con l'elenco degli esercizi. Sfortunatamente non ho il dono dell'ubiquità e posso seguire di persona solo un numero limitato di clienti, che però affrontano con me un percorso più lungo e impegnativo.

Quando stavo strutturando il programma #Vittoria ho cercato un modo per affiancare più persone possibili nell'allenamento quotidiano, a prescindere da dove si trovano e quando possono fare attività fisica. È inutile creare un metodo garantito per tornare in forma se poi nessuno è motivato a seguirlo.

È per questo che mi sono pettinato, ho acceso la videocamera e ho realizzato un videocorso completo dove ti mostro uno per uno gli esercizi che devi fare e ti spiego come funziona un circuito. Grazie a centinaia di ore di riprese, se acquisti #Vittoria puoi allenarti come se fossi insieme a me e mantenere un buon ritmo.

I video con gli esercizi sono disponibili in ogni momento sul portale, puoi guardarli quando vuoi e saranno tuoi per sempre. Il tuo programma di allenamento personalizzato è molto versatile perché non hai bisogno di molte attrezzature e puoi seguirlo davvero dove vuoi.

Ti basta una connessione internet per accedere al portale, fatto questo avrai la massima libertà di svolgere gli esercizi nel salotto di casa tua, in spiaggia o in giardino.

Non avrai mai la sensazione di sentirti sperduto perché diventerò il tuo coach tascabile, e in più potrai far parte della grande community dei clienti #Vittoria. Se un giorno ti verrà da pensare "ma chi me lo fa fare, mi sono rotto il ca**o" guarda cos'hanno ottenuto i tuoi colleghi, fai un bel respiro e vai avanti.

Non ti nego che potresti conoscere molte persone che si allenano come te, grazie al potere di Whatsapp. Potete confrontarvi, fare due chiacchiere o organizzarvi per venirmi a trovare ogni tanto. Bello il videocorso eh, ma una stretta di mano non la batte nessuno.

Sentirti parte di qualcosa di più grande, che sia la combriccola della palestra o la community di #Vittoria, è uno stimolo potentissimo a dare il meglio di te e mostrare a tutti il tuo potenziale. La noia te la dimentichi già dal primo giorno.

La storia di Denise.
"Ciao, sono Denise. Ho 42 anni e vengo da Torino. Sono un'imprenditrice nel settore dell'immobiliare e, quando non sono seduta alla mia scrivania, non mi fermo mai. Frequento una palestra vicino casa, ma prima di conoscere Giovanni e il programma #Vittoria ero abbastanza stufa di fare sempre le stesse

cose e allenarmi tra quelle quattro mura. Inoltre, nessuno nella mia palestra mi seguiva e non riuscivo ad allenarmi al meglio.

Avevo voglia di cambiare, mi serviva un programma di allenamento dinamico e divertente, senza però rinunciare ai risultati di un'attività total body. Quando ho acquistato #Vittoria ho iniziato ad alternare gli allenamenti in palestra a quelli all'aria aperta, approfittando del mio giardino.

Dopo aver fatto attività fisica per anni sempre nello stesso modo, nel giro di 3 mesi ho perso 4 chili, ma la cosa più importante è che ho ritrovato la gioia di allenarmi. Avere la libertà di allenarmi dove e quando voglio mi ha fatto ritrovare la motivazione e la voglia di migliorare".

RIEPILOGO DEL CAPITOLO 3:

- SEGRETO n. 1: smetti di rimandare e inizia ad allenarti.
- SEGRETO n. 2: di' a tutti che ti stai allenando, trova un partner, pensa a un obiettivo che ti faccia da stimolo.
- SEGRETO n. 3: trova il tuo ambiente ideale.
- SEGRETO n. 4: prova l'allenamento a circuiti.
- SEGRETO n. 5: fatti seguire da un coach.

Scusa n. 4

Un personal trainer mi ha deluso

Mi ritengo una persona professionale, competente e molto attenta alle esigenze dei miei clienti, per cui questo è un argomento a cui tengo particolarmente. L'ho inserita in questo capitolo per coerenza stilistica, ma la diffidenza non può essere definita una banale scusa.

Se anche tu hai avuto una brutta esperienza con un personal trainer hai tutta la mia comprensione, non sono Ligabue che ti verrebbe a dire "cosa vuoi che sia" (concedimi la battuta, volevo sdrammatizzare).

Credimi, tutto quello che faccio lo faccio anche per te, perché tu possa renderti conto che ci sono anche professionisti che lavorano solo per il bene dei propri clienti, e di conseguenza mi piacerebbe che tu riuscissi a ritrovare fiducia in una figura di riferimento come il personal coach.

Prima di affrontare la questione vorrei parlarti di una persona molto speciale che ha vissuto una brutta avventura, troverai la sua testimonianza completa insieme alle altre.

Tatiana B. è una splendida e simpaticissima donna, che ha completato con successo il programma #Vittoria nell'estate del 2019. L'ho conosciuta quando si è iscritta in una delle mie palestre e, appena siamo entrati in confidenza, mi ha raccontato la sua pessima esperienza con un personal trainer che per poco non le ha rovinato la vita.

Per farla breve, questo signore le aveva preparato una scheda di allenamento che prevedeva l'uso costante dei pesi. Il problema è che i carichi a cui veniva sottoposta erano troppo eccessivi per lei, e dopo pochi mesi la sua schiena – così come il suo morale – era a pezzi. Le ho parlato del programma #Vittoria e ha deciso di darmi fiducia, non l'avrei delusa per niente al mondo.

Adesso Tatiana per fortuna sta bene e si allena senza problemi, ma ci sono tantissime persone come lei che sono capitate nelle mani di macellai incompetenti, e che hanno tutte le buone ragioni di non credere a chi magari lavora bene e con passione, come il sottoscritto.

Se un mio collega sbaglia, in qualche modo ci rimetto anche io, e mi arrabbio quando un cliente non trova il coraggio di iniziare un percorso di allenamento perché è rimasto "scottato" dai metodi di un personal trainer.

La storia di Tatiana sicuramente è un caso estremo, ma ci sono dei personal trainer che non fanno bene il loro lavoro semplicemente perché non riescono a portare i propri clienti a dei risultati concreti.

Ci sono tante ragioni dietro questi insuccessi clamorosi: alcuni trainer consegnano la schedina precompilata poi spariscono nel nulla, altri non hanno una formazione adeguata, ci sono persino dei soggetti che hanno il coraggio di dare la colpa al cliente, perché secondo loro "non ha fatto un bel niente, non si è impegnato abbastanza". Dopo questa, le ho sentite davvero tutte.

Certe volte mi viene da pensare che forse questi signori non sono semplicemente degli incompetenti che si sono tuffati in un settore che non conoscono, ma fanno tutto di proposito e seguono una contorta strategia.

Riflettici solo per un attimo: in genere il personal trainer guadagna di più in base a quanto tempo le persone lo seguono, quindi avrebbe tutte le buone ragioni per rallentare i tuoi progressi e farti sborsare ancora più soldi, no?

Non posso né voglio accusare nessuno, è soltanto una mia congettura, ma a volte sentendo le storie che raccontano i miei clienti, mi viene davvero difficile scansare questo sospetto.

Ma Giovanni, questo ragionamento non vale anche per te?
Ottima osservazione. Innanzitutto, il mio ruolo non è quello di trainer, io sono un personal coach, quindi il mio modo di rapportarmi con il cliente è molto diverso, ma la differenza te la spiegherò in un secondo momento.

Però, in effetti, potrei allenare le persone a caso e vendere specchietti per le allodole per qualche anno finché non mi sarò comprato la villa al mare. Peccato che c'è un piccolo dettaglio, su cui insisto spesso, e che voglio precisare soprattutto adesso che ti ho messo la pulce nell'orecchio: i miei programmi e le mie consulenze hanno la garanzia soddisfatto o rimborsato. Credo di essere l'unico fesso in Italia che fa una cosa del genere, chissà perché.

Anche se una volta finito questo libro non vorrai più sentir parlare di me, ti do un consiglio: non è tutto oro quello che luccica, non fidarti mai solo dei bei discorsi dell'ultimo esperto di fitness che c'è sulla piazza.

Cerca delle garanzie, ascolta le testimonianze di chi ci è già passato e dopo fatti un'idea. Con pochi accorgimenti potresti risparmiare qualche soldino ed evitare di fare la fine di Tatiana.

Ti chiedo di porre attenzione a un'ultima cosa: per l'amor del cielo stai alla larga dai personal trainer che si spacciano per esperti di alimentazione. In Italia è illegale fornire diete, piani alimentari e simili se non si è né un medico né un nutrizionista specializzato.

Ho dovuto chiedere a un team di nutrizionisti specializzati di affiancarmi nella realizzazione del programma #Vittoria, altrimenti non avrei potuto includere i consigli di alimentazione che sono fondamentali in un piano di allenamento.

Occhi aperti!

Soluzione
Puoi conoscermi e avere delle garanzie

Quanto non sopporto i personal trainer che mandano la scheda di allenamento via mail e poi spariscono. Continuerò a ripeterlo finché ho fiato. Mi sono ripromesso di non comportarmi mai e poi mai così, e se sei capitato nelle mani di uno di questi tizi, capisco il tuo scetticismo.

Non piace nemmeno a me essere preso in giro ed è per questo che mi impegno a creare un rapporto di fiducia reciproca con i miei clienti e a offrire loro delle garanzie. Ti ho già svelato che sono l'unico in Italia a offrire il soddisfatto o rimborsato sui miei servizi, e già questo ti dovrebbe dire molto su che persona sono.

Altra cosa molto importante, come ti ho già detto io sono un personal coach, che è una figura ben diversa dal trainer. Se non sai quali sono le differenze tra queste due figure professionali te le spiego subito.

Differenze tra coach e trainer.
Il personal trainer si occupa solo di prestazioni fisiche, sa bene quali esercizi consigliare alle persone e riesce ad allenarne molte contemporaneamente attraverso le schede di allenamento. In generale assumere un personal trainer ha un costo inferiore, ma è più adatto a chi ha già dimestichezza con lo sport e vuole migliorarsi.

Il personal coach, quindi anch'io, ha un contatto diretto con ogni cliente e per ognuno di loro prepara un percorso personalizzato che riguarda l'allenamento, le abitudini e l'approccio nei confronti dell'attività fisica.

Per concentrarmi al 100% sui miei clienti ho deciso di seguirne pochi alla volta, e grazie al programma #Vittoria ho diffuso il mio metodo anche a chi non posso seguire di persona. Farsi seguire da un personal coach è un investimento importante che ti aiuterà a rimetterti in forma, cambiare le tue abitudini e aumentare la tua autostima.

Prima ancora di iniziare ad allenarti voglio conoscerti e soprattutto voglio che tu conosca me. Non a caso ritengo fondamentale la consulenza preliminare prima di partire con il programma #Vittoria.

La consulenza serve per stabilire i tuoi obiettivi e controllare la tua condizione fisica, ma secondo me la parte migliore è che possiamo parlare di persona. Che sia su Skype o tramite una telefonata c'è sempre almeno un contatto diretto tra me e il cliente.

Non fraintendermi, non voglio farti vedere quanto sono bravo, è solo che cerco di fare il mio lavoro meglio che posso e mi arrabbio se le persone perdono fiducia in me perché altri operatori del fitness non fanno lo stesso. In ogni cosa che faccio, ci metto la faccia, specialmente se si tratta del mio metodo di allenamento, in cui credo moltissimo e con il quale ho soddisfatto migliaia di persone.

A proposito, anche se ritengo di lavorare bene e di proporre un metodo che funziona, lascio sempre che siano i miei clienti a parlare per me. Non so se ci hai fatto caso, ma il mio sito e i miei canali social sono strapieni di video in cui i miei clienti o quelli delle mie palestre lasciano la loro testimonianza.

Chiunque può scrivere due righe a nome di qualcun altro, o nel peggiore dei casi lasciare delle recensioni false per buttare discredito addosso a un concorrente, ma i video non mentono.

Tutti quelli che raccontano la loro esperienza sono persone in carne e ossa che hanno visto con i loro occhi come lavora Giovanni e come lavorano le palestre #Ready. Nessuno li ha pagati per dichiarare il falso (anche perché adesso sarei in bancarotta, per quanti sono).

Quando ti dico di cercare delle garanzie mi riferisco proprio a questo: ascolta il parere di chi ha provato un programma di allenamento prima di te. Di truffe ce ne sono in giro, così come personaggi incompetenti che vendono programmi che non funzionano, non ti biasimo se non ti fidi più di nessuno.

Per quanto mi riguarda sono a tua disposizione se vuoi conoscermi o farmi delle domande. Troverai i miei contatti nelle ultime pagine di questo libro, e in qualsiasi momento puoi visitare il mio sito e dare un'occhiata a quello che faccio. Spero che un giorno, tra tutte le testimonianze che ho raccolto, ci sarà anche la tua.

La storia di Tatiana.
"Sono Tatiana, sono nata il 3 febbraio 1981 a Roma. Ho saputo del programma #Vittoria dopo essermi iscritta in una delle palestre #Ready. Il mio obiettivo era perdere 7 chili in 8 settimane e grazie al sostegno di Giovanni ci sono riuscita alla grande.

Devo dire che prima di iniziare ero scettica, perché ho avuto una brutta esperienza con un personal trainer. Mi aveva proposto un allenamento non adatto a me e ho finito per farmi male alla schiena. Fortunatamente mi sono ripresa e adesso posso allenarmi senza problemi: grazie #Vittoria!".

RIEPILOGO DEL CAPITOLO 4:

- SEGRETO n. 1: attento alla differenza tra personal coach e personal trainer.
- SEGRETO n. 2: conosci la persona che hai di fronte.
- SEGRETO n. 3: cerca le testimonianze di altre persone.

Scusa n. 5

Non posso andare in palestra

Attenzione: se per qualsiasi motivo non sei mai andato in palestra, e di conseguenza hai sempre fatto poco movimento, questo capitolo è dedicato a te. Se invece fai sport a livello amatoriale o agonistico, ti consiglio di concentrarti di più sulla Scusa n. 7.

Anche tu usi questa scusa per evitare la palestra? Bene, fino ad ora ci siamo divertiti, forse ti ho persino strappato qualche risata, ma adesso è arrivato il momento di darti una bella tirata d'orecchi.

Sto scrivendo nel 2019, siamo in pieno terzo millennio e non è più accettabile la storia del "non posso andare in palestra, quindi non mi alleno". Ci sono a occhio e croce 7153 modi di allenarsi e tenersi in forma senza necessariamente andare in palestra, e tu sei proprio sicuro di averli presi in considerazione tutti?

Qualunque sia il motivo della tua latitanza, è arrivato il momento di metterlo da parte per sempre e prendere in considerazione l'idea di un allenamento casalingo. Ci sono tanti motivi diversi per cui le persone non possono (o non vogliono) andare in palestra, ma ti assicuro che per ognuno di loro c'è una soluzione valida.

Se non sei d'accordo non perdiamo altro tempo, dimmi chiaramente che sei affetto da "divanite" acuta e preferisci stare a casa a guardare la tv, con i rotolini che ti fanno da cuscino aggiuntivo.

Ah, sei ancora qui? Meno male, sono contento che tu abbia davvero voglia di lavorarci su. Adesso che ho messo le carte in tavola, vorrei fare una bella carrellata dei principali motivi per cui le persone non vanno in palestra.
Per alcune si tratta di problemi logistici, per altre le ragioni sono psicologiche: capirai da te che, per quanto possano essere motivazioni valide, c'è sempre una soluzione.

Ansia sociale/senso di vergogna.
Hai mai avuto pensieri di questo genere?

- Non vado in palestra perché mi vergogno.

- Ho sempre la sensazione che le persone mi guardino.

- Non voglio essere giudicato o preso in giro.

L'ansia è una delle emozioni negative più diffuse nella nostra società, e il settore del fitness non è da meno. Ho conosciuto tante persone con una seria difficoltà a entrare in una palestra, perché bloccati dall'ansia e da scarsa autostima.

Parliamoci chiaro, chi va in palestra nel 99% dei casi si fa beatamente i fatti suoi e non sta a guardare la persona che ha accanto, figuriamoci prenderla in giro. Se dovesse succedere, sappi che questi sono degli imbecilli patentati che hanno bisogno di sminuire gli altri per sentirsi superiori.

Chiunque abbia il coraggio di andare in palestra ogni giorno per migliorare sé stesso merita il massimo rispetto. Detto ciò, purtroppo non sono la persona giusta per aiutarti a superare questa paura. Ti posso dire che scappando dal problema questo non si risolve, anzi, più eviti l'attività fisica più ti sentirai male con te stesso, è un cane che si morde la coda.

Anche se non ti sono utile a livello psicologico, ti posso suggerire qualche dritta per allenarti a casa, un luogo che spero tu percepisca come intimo e sicuro.

Se hai una connessione internet puoi cercare su YouTube qualche video di esercizi a corpo libero, da svolgere con i tuoi ritmi senza strafare; puoi usare delle bottiglie d'acqua come pesi per le braccia fai-da-te, oppure mettere un po' di musica e ballare, per riscaldarti e smorzare la tensione dell'allenamento.

Per chi non ha di questi problemi possono sembrare consigli stupidi, ma io me ne frego perché so che là fuori ci sono persone che devono iniziare da meno di zero, e io sono qui anche per loro.

Palestra troppo lontana da casa.
Ci sta, magari abiti in un paesino sperduto in montagna che offre pochissimi servizi, e tra questi non c'è la palestra. Ma a meno che tu non sia il nonno di Heidi, potresti fare un giro nei dintorni e cercare un rivenditore di attrezzi sportivi.

Per iniziare non ti serve a niente spendere un patrimonio per comprare la palestra da casa tutto-in-1, ti bastano un paio di manubri e un tappetino per non doverti appoggiare sul pavimento.

Non c'è neanche un negozio del genere? Compra su internet e fatti arrivare tutto a casa. Oppure ti fai una bella ricerca di esercizi a corpo libero e di calistenia (2), che se fatti con costanza sono un ottimo modo per tenerti in forma. Una cosa da non sottovalutare, li puoi fare anche nel salotto di casa senza spendere un centesimo.

(2) Esercizi basati sul mantenimento dell'equilibrio. Vedi pp. 15, 30.

Orari di lavoro limitanti.
"Esco dall'ufficio alle 19 e mi faccio un'ora di macchina se non c'è traffico. Dovrei anche trovare il tempo di andare in palestra?". Sì, dovresti. E non perché te lo dice Giovanni Redi.

Stare 10 ore in fabbrica spezza la schiena, stare seduto tutto il giorno davanti a una scrivania è davvero estenuante. Ti alzi la mattina, vai al lavoro, torni a casa, mangi un boccone e vai a letto. E un po' di tempo per te quando lo trovi?

Al di là del risultato estetico, fare attività fisica sarebbe un ottimo modo per alleviare lo stress, aumentare la tua resistenza agli sforzi e farti sentire più energico. Sembra un controsenso, ma un'oretta di fatica al giorno ti aiuta a sentirti meno stanco e specialmente se soffri di mal di schiena, ma non di patologie particolari, allenare gli addominali aiuterebbe molto.

Non dovresti mai e poi mai rinunciare al piacere di stare bene con te stesso in cambio di uno stipendio, altrimenti non è più lavoro, si chiama schiavitù.

"In palestra mi annoio".
Torna alla Scusa n. 3 senza passare dal via. Ti ho fatto solo qualche esempio dei motivi che potrebbero spingerti a non andare in palestra, ma ce ne sono a centinaia. Per restare in forma non è assolutamente necessario avere un abbonamento in una palestra super attrezzata, e ci sono tanti modi per allenarsi da soli, basta sapere da dove iniziare e avere una minima idea di quali sono gli esercizi che si possono svolgere a casa.

Hai in tasca un aggeggio che ti permette di navigare in rete, informarti su attività fisica, alimentazione e via dicendo, perché non inizi da lì?

Tra poche pagine ti dimostrerò che puoi rivoluzionare il tuo corpo e il tuo modo di allenarti, senza andare in palestra, soltanto con uno smartphone.

Soluzione
Allenati dove e quando ti pare

Tantissimi miei clienti, prima di conoscermi, si lamentavano di non avere tempo né voglia di andare in palestra (adesso mi mandano i selfie mentre si allenano, ma questa è un'altra storia).

Io ho una catena di palestre ma non sono ancora riuscito ad aprirne una in ogni comune d'Italia per concedere a tutti il privilegio di avere un centro fitness sotto casa. Di certo non posso costringere tutte le persone che mi seguono ad acquistare un abbonamento, ma posso portare la palestra a casa loro.

Il programma #Vittoria ti consente di avere a portata di mano tutti gli esercizi che devi svolgere e tutti i miei video di personal coaching. L'attrezzatura di cui hai bisogno per allenarti è davvero minima e sei tu a scegliere il luogo adatto per allenarti.

In giardino, al parco, nel salotto di casa se sei più timido: ovunque ci sia una connessione internet hai la possibilità di seguire il programma di allenamento.

Le attrezzature che ti servono sono davvero minime, il grosso del lavoro lo puoi fare a corpo libero ed è importante seguire i consigli di alimentazione: il 70-80% della tua trasformazione avviene grazie alle tue scelte quando sei a tavola.

Nessuno ti vieta di guardare cosa fanno i fitblogger su Instagram e allenarti a caso senza un metodo preciso e senza un Giovanni che ti segue, sei liberissimo di farlo. Occhio, però: se vuoi fare tutto da solo senza essere seguito, e non hai un minimo di conoscenza del fitness, allenarti da solo sarà un caos.

Se sei alle prime armi, non sai se stai svolgendo bene l'esercizio, non sai quando è il momento di alzare il livello di sforzo e soprattutto non c'è nessuno che ti dice come devi mangiare.

Allenarti da solo è un'arma a doppio taglio perché è vero che ti fa risparmiare qualche soldino e ti dà libertà assoluta, ma allo stesso tempo rischi di sbagliare qualcosa senza rendertene conto o allenarti a vuoto senza ottenere risultati.

In più, avere una persona preparata al tuo fianco ti permette di monitorare con precisione i risultati che stai ottenendo con delle misurazioni apposite, e se stai sbagliando qualcosa puoi correggere il tiro.

È possibile che se non vuoi/puoi andare in palestra non ti va nemmeno di andare una volta a settimana all'incontro col personal coach. #Vittoria ti risolve anche questo problema. Tantissimi miei clienti abitano molto lontano, qualcuno addirittura oltreoceano, e non è molto comodo per me prendere l'aereo per andare a trovarli tutti.

Per accorciare le distanze tra me e le persone che seguo ho deciso di utilizzare Skype e Whatsapp per tenermi in contatto con loro e fare una bella chiacchierata anche se siamo dalla parte opposta del mondo. Anche i checkup ogni 2 settimane vengono svolti a distanza, l'importante è che tu sia sincero riguardo a come sta andando il tuo percorso e come ti senti.

Ti basta un telefono, un tablet o un computer per avere tutto quello di cui hai bisogno a portata di mano, e se una mattina ti svegli con la voglia di andare in palestra puoi portare con te i video del programma #Vittoria e fare lì tutti i tuoi circuiti.

Ho voluto evitare in partenza qualsiasi limite al potenziale dei miei clienti e rendere accessibile #Vittoria 24 ore su 24. Se vuoi allenarti alle 2 di notte puoi farlo, ti basta un click.

La storia di Salvatore.
"Ciao, il mio nome è Salvatore, ho 45 anni e sono un imprenditore. Per lavoro vivo tra Milano e Londra, prendo l'aereo più di una volta a settimana e per questo motivo non mi sono mai potuto allenare. Con questi ritmi è impensabile andare in palestra, e prima di conoscere Giovanni non credevo di poter trovare una soluzione.

Quando Giovanni mi ha parlato del suo lavoro di personal coach e del programma #Vittoria mi ha subito convinto. Dopo 10 anni di stop ho ricominciato ad allenarmi. Il risultato più importante, però, non è stato il mio cambiamento fisico.

Il programma #Vittoria mi ha cambiato la vita, perché prima di conoscerlo credevo che fosse impossibile tornare in forma. La mia vita è ancora frenetica, ma riesco ad allenarmi 3/4 volte a settimana".

RIEPILOGO DEL CAPITOLO 5:

- SEGRETO n. 1: in palestra nessuno ti giudica, ma se ti senti più a tuo agio puoi allenarti a casa. Idem, se non ci sono palestre vicino a te.

- SEGRETO n. 2: allenati anche se lavori molto, oltre a migliorare il tuo fisico ti sentirai più energico.

- SEGRETO n. 3: investi su un minimo di attrezzatura sportiva e allenati dove e quando vuoi.

- SEGRETO n. 4: considera la consulenza fitness a distanza: con #Vittoria la puoi fare anche su Skype.

Scusa n. 6
Non so da dove iniziare

Se non hai idea di come iniziare un percorso di allenamento serio e costante ho bisogno che tu faccia una cosa proprio adesso. Mettiti comodo, e ripensa a quando andavi a scuola, medie o superiori, non ha importanza.

Te lo ricordi il tuo professore di educazione fisica? Come si svolgevano le sue lezioni? Solo pochi fortunati hanno conosciuto professori capaci e coinvolgenti, che sono riusciti a trasmettere tutto il loro amore per lo sport. Tutti gli altri sono rimasti traumatizzati da infiniti giri di campo e metodi quasi militareschi.

Scommetto che il tuo professore ti faceva correre su e giù per una "palestra" vecchia e polverosa e organizzava partite molto squilibrate di pallavolo, palla avvelenata, pallacanestro e un sacco di altre palle. Oppure, nella peggiore delle ipotesi, propinava a te e al resto dei tuoi compagni tutta una serie di test cronometrati, e i voti andavano in base al tempo di esecuzione.

Qui si vedeva la grande distinzione tra i primi della classe, già scattanti grazie agli allenamenti di calcio o altri sport agonistici, quelli nella media che riuscivano a completare il percorso senza sentirsi male, e i ragazzini cicciottelli che puntualmente prendevano un'insufficienza.

Ricordo queste esperienze come un incubo, eppure la mia preparazione atletica ai tempi della scuola era buona. Alcuni dei miei compagni erano terrorizzati dall'ora di ginnastica e cercavano in ogni modo di evitarla, dalla fantomatica asma fino agli strani e perpetui dolori al ginocchio o a varie articolazioni. Alcune ragazze avevano persino il ciclo 3 o 4 volte al mese.

Se hai avuto la sfortuna di vivere in questo modo le ore di educazione fisica probabilmente hai evitato lo sport come la peste. Hai delle ottime ragioni per odiare l'attività fisica e sei cresciuto con la convinzione che fare movimento è soltanto fatica, dolore e addirittura un pericolo per la salute.

Fortunatamente tutto quello che pensi di sapere sull'attività fisica e la palestra è sbagliato, perché nessuno ti ha mai veramente insegnato come si fa.

P.S.: se a scuola eri tra i primi della classe in educazione fisica, e questo non è un problema che ti riguarda, sappi che ho dedicato il prossimo paragrafo proprio a te.

Ecco perché il tuo professore di educazione fisica ti ha sempre demoralizzato.

In teoria la materia Educazione fisica dovrebbe servire a incoraggiare gli studenti a fare movimento, e allo stesso tempo fornire delle conoscenze di base a chi un domani sceglierà di frequentare la facoltà di Scienze motorie.

In pratica? Ammazza la voglia di fare entrambe le cose. Innanzitutto, il tuo diabolico professore ti ha inculcato nel cervello che l'esercizio è uguale per tutti, e se non lo sai fare o non lo completi entro un tempo x allora sei un fallito.

Sbagliato! Lo diceva già un certo signor Albert Einstein che "se si giudica un pesce dalla sua abilità di arrampicarsi sugli alberi, lui passerà tutta la sua vita a credersi stupido". Il ragazzino cicciottello che nell'ora di ginnastica faceva ridere perché non riusciva a fare mezza flessione, magari col tempo ha sviluppato forza nelle gambe e adesso è un bravissimo giocatore di rugby.

Siamo tutti diversi, a livello anatomico e psicologico, di conseguenza il nostro modo di allenarci dovrà essere diverso. L'allenamento di tonificazione non è da meno, perché alcune parti del corpo avranno bisogno di più cura rispetto alle altre e, viceversa, possono esserci punti in cui si può intervenire con meno impegno.

È impossibile strutturare un piano di allenamento uguale per tutti ed efficace allo stesso tempo: per alcune persone potrebbe funzionare, per altre sarebbe completamente inutile.

Il tuo professore se ne sbatteva e continuava a farvi fare lo stesso test, e guarda un po' Sei qui a lamentarti che lo sport non è una cosa che fa per te, sei confuso, pensi di non essere in grado di affrontare l'allenamento quando in realtà sono le tue convinzioni a parlare al posto tuo.

Qualcuno ti ha fatto pensare che non sei all'altezza, te lo sei ripetuto nella testa così tante volte che alla fine te ne sei convinto e non hai mai sfruttato a pieno il tuo potenziale.

Da domani, anzi no, da oggi, voglio che tu dica a te stesso che sei in grado di fare qualsiasi cosa e per te tornare in forma sarà una passeggiata. Prima di andare a letto la sera, prova a ripetere tra te e te delle frasi motivazionali, come ad esempio:

- "Io posso ottenere il corpo che desidero e il benessere che merito".
- "Sono in buona salute e ho la fortuna di poter fare movimento".
- "Mi prenderò cura del mio corpo e tirerò fuori tutto il mio potenziale".
- "Sono abbastanza forte da superare qualsiasi difficoltà".

Queste si chiamano affermazioni positive e hanno un impatto incredibile sull'autostima e la forza di volontà. Te le sto suggerendo per il tuo allenamento ma puoi usare le affermazioni per qualsiasi ambito della tua vita: studio, lavoro, relazioni ecc.

Finora hai sempre detto a te stesso che "non puoi" e "non riesci", prova invece a invertire il tuo dialogo interno e a trasformarlo in qualcosa che ti aiuta e non ti blocca.

Sembra una stupidaggine new age, ma avere un buon dialogo interno aiuta a trovare e mantenere la motivazione, anche se all'inizio non ci credi davvero e ti senti un po' cretino a ripetere tutte queste frasi nella tua testa.

Spero che questo consiglio sia utile anche per te, non sottovalutare il potere della mente quando si tratta di prenderti cura del tuo corpo.

Nessuno ti ha mai insegnato un metodo.
Se non hai mai frequentato una palestra, tutto quello che pensi riguardo l'allenamento lo sai per sentito dire o lo hai letto su internet. Eppure, anche negli ambienti sportivi è difficile trovare un metodo efficace per tonificare e, di sicuro, nessuno te lo ha mai insegnato.

Non credo ci sia bisogno che te li spieghi, conosci già la maggior parte degli esercizi a corpo libero, come lo squat e i piegamenti sulle braccia. Dentro di te stai pensando: "Quante ripetizioni e quante serie vanno fatte per ottenere risultati? Quante volte a settimana mi devo allenare? Con i pesi o senza?".

Posso rispondere a tutte queste domande con una sola parola: "dipende". Te l'ho già detto prima, non esiste un allenamento uguale per tutti, e un metodo non si basa di certo su quante serie di addominali vanno fatte per avere la pancia piatta.

Ti stai chiedendo come ci si allena, prova invece a chiederti perché. Quello che cambia da persona a persona, ed è fondamentale prima ancora di prendere in considerazione gli esercizi, sono gli obiettivi. Non è importante da dove inizi, piuttosto devi avere ben chiaro dove vuoi arrivare per definire il percorso giusto.

Se vuoi dimagrire ti devi allenare in un certo modo, se sei magro, ma senza un'ombra di muscoli, in un altro. A ogni esigenza diversa corrisponde un tipo di allenamento diverso. Mi segui?

Ti martellerò con questa storia più che posso, anche nel contenuto speciale di questo libro, *I 7 Segreti della Tonificazione*, il primo capitolo sarà dedicato agli obiettivi perché è da lì che inizia tutto.

Il primo esercizio che devi fare per affrontare l'allenamento non c'entra niente con gli squat, si tratta di autovalutazione. Pensa alla tua condizione psicofisica attuale, fai un elenco delle cose che ti piacciono di te stesso e di quelle che invece vorresti migliorare. Insomma, fatti delle domande e datti delle risposte.

Per esempio: Come sono adesso? Che cosa voglio migliorare? Come posso farlo?

Il primo giorno della tua nuova vita non lo dovrai passare in palestra o per strada a correre, ma davanti allo specchio. I tuoi attrezzi non saranno manubri né bilancieri, potrai usare solo la sincerità e la forza di volontà. Mamma mia quanto sono poetico, questa la voglio scrivere su Facebook!

Soluzione
Conosci te stesso e fatti aiutare da un coach

Il desiderio di cambiare la tua vita è una sensazione potente e viscerale, ma allo stesso tempo può farti sentire un po' frastornato. Hai la voglia di spaccare il mondo ma… da dove si comincia?

Il filosofo cinese Lao Tzu, un paio di millenni fa, affermava che "Anche un viaggio di mille miglia inizia con il primo passo" ed è importante sapere bene in che direzione compierlo, questo primo passettino verso il cambiamento.

Prima ancora di farti vedere come si fa un affondo, è essenziale che tu capisca da dove stai partendo, quali sono i tuoi obiettivi e qual è il modo migliore per raggiungerli. In molti non hanno la più pallida idea di come effettuare delle misurazioni precise per verificare la loro condizione fisica e si affidano solo a quello che dice la bilancia.

Non a caso, tanti vengono da me a dirmi che vogliono dimagrire e, ogni volta, rispondo loro che dimagrire senza tonificare i muscoli ti fa diventare moscio come una piantina che nessuno annaffia da un bel po'.

Ho perso il conto di quante volte ho spiegato che non si diventa fighi da un giorno all'altro perdendo 10 chili. Il numerino che vedi sulla bilancia è molto relativo, perché non distingue tra il peso della massa grassa e quello della massa magra.

Quindi, questi due valori come si misurano?
Dunque, è molto semplice, si prende un ago, si tira leggermente la pelle e… zac! Sto scherzando, il calcolo dell'Indice di massa corporea (*Body Mass Index*) è un procedimento veloce e assolutamente indolore, perché ti basta salire su una bilancia apposita e lasciare che prenda le misure dei muscoli più importanti.

Chi non è molto pratico del settore del fitness giustamente non lo sa, ed è qui che entra in gioco il tuo personal coach preferito. Se decidi di acquistare il programma #Vittoria, prima di iniziare l'allenamento e prima ancora di darti gli esercizi da fare, io e te ci dobbiamo fare una bella chiacchierata a quattr'occhi; intanto ti aiuto a misurarti: peso, Bmi, centimetri ecc.

Una volta raccolti tutti questi dati, che rappresentano la tua condizione fisica attuale, ti spiego se ci sono particolari zone da migliorare, altrimenti ti lascio parlare e cerco di capire quali sono degli obiettivi importanti per te.

Vuoi un corpo più definito? Vorresti intervenire su una zona specifica del tuo corpo? Vuoi entrare nel vestito del tuo matrimonio che hai appositamente comprato più piccolo di due taglie? Nessun problema.

Ti chiedo solo di essere sincero e non sentirti giudicato nel rivelarmi cosa vuoi davvero: devo conoscere il tuo sogno per aiutarti. In poche settimane non si possono fare miracoli, ma insieme possiamo e dobbiamo avvicinarci il più possibile al tuo obiettivo.

Se non sei sicuro di come iniziare il tuo percorso di allenamento, pensa a me come una figura di riferimento a cui puoi fare domande e rivelare dubbi. Durante tutto il programma, e specialmente all'inizio, non devi sentirti solo. All'inizio avrai un confronto diretto con me, poi ci penseranno i miei trainer a tenersi in contatto con te e assicurarsi che vada tutto bene.

Puoi contattarmi in ogni momento se qualcosa non va, semplicemente per condividere con me i tuoi successi. Prima di pensare al tuo allenamento devi sentirti accolto e avere ben chiaro dove vuoi arrivare in due mesi.

Come ti ho già spiegato nel capitolo sul mindset, una volta sistemata la testa il resto viene da sé.

La storia di Francesco.
"Sono Francesco, ho 38 anni e vivo a Roma. Lavoro come imprenditore e ho una bellissima famiglia con due figli. Fino a poco tempo fa, l'unico tasto dolente nella mia vita era il mio aspetto fisico. Non mi sono mai allenato seriamente e tra gli impegni lavorativi e familiari avevo perso le speranze di tornare in forma.

Ho seguito alla lettera tutte le indicazioni di Giovanni e sono passato dal non allenarmi, a farlo 4 volte a settimana. Grazie al programma #Vittoria ho perso 5 chili, sono più energico che mai e ho persino riscoperto l'hobby del tennis. #Vittoria mi ha cambiato dentro e fuori".

RIEPILOGO DEL CAPITOLO 6:

- SEGRETO n. 1: probabilmente tutto quello che sai sull'attività fisica è falso, è normale sentirsi spaesati.

- SEGRETO n. 2: non esiste un allenamento uguale per tutti, rivolgiti a un personal coach per un piano personalizzato.

- SEGRETO n. 3: sfrutta il potere delle affermazioni positive: tu puoi fare qualsiasi cosa.

- SEGRETO n. 4: i primi passi da compiere sono stabilire un obiettivo, poi trovare il metodo migliore con cui raggiungerlo.

Scusa n. 7

Non ne ho bisogno, faccio già sport

Se fai regolarmente attività fisica (e il triplo salto sul divano non conta) ho bisogno di dirti una cosa: grazie!

Grazie perché stai leggendo questo libro e mi stai dedicando la tua attenzione, anche se hai già in mano la tua vita e stai lavorando per migliorare il tuo corpo o le tue prestazioni, a seconda del tuo tipo di allenamento.

Mi piace la tua mentalità: non ti basta quello che stai facendo e vuoi dare il meglio? Benissimo, cercherò di accontentarti nel più breve tempo possibile. Prima di iniziare, però, è opportuno fare un po' di chiarezza. A seconda del tipo di sport che stai praticando, non è una scusa valida accantonare l'allenamento fitness, ti spiego subito perché.

Dire che fai già sport è una scusa per evitare un allenamento fitness. Non è un controsenso, non è un paradosso. Fare regolarmente sport non significa necessariamente che stai lavorando per il tuo corpo: c'è una netta distinzione tra l'allenamento *per il corpo* e l'allenamento *per la performance*. Ma andiamo con ordine.

L'allenamento fitness ha un obiettivo principalmente estetico o di benessere psicofisico. Chi si allena per il proprio corpo lo fa per stare in forma, sentirsi bene con sé stesso e migliorare il proprio aspetto fisico.

L'allenamento mirato alla performance è quello che seguono gli atleti a livello agonistico. Non ci sono limiti al risultato finale – per questo i record vengono periodicamente battuti – e l'aspetto fisico non ha importanza, ci si allena per migliorare le proprie prestazioni.

Serena Williams avrà anche la cellulite per colpa dei movimenti repentini del tennis, ma non importa niente a nessuno perché questa signora ha portato a casa 23 Grandi Slam.

È comprensibile che per alcuni sia più importante il risultato in una disciplina sportiva piuttosto che un bel fisico, perché sono passioni che diventano più importanti di qualsiasi altra cosa, e in questo momento ti sto parlando da pugile.

Però, se mi vieni a dire che la palestra non ti serve perché ogni tanto giochi a calcetto con gli amici, non solo non sei giustificato, ma mi fai anche arrabbiare di brutto!

Gli sport a squadre in particolare non hanno niente a che vedere con la forma fisica, e non guardare Cristiano Ronaldo, lui è un caso a parte. Anche con tutto l'impegno del mondo, i movimenti sono più o meno i soliti, così come i muscoli coinvolti, e non bastano per avere un fisico tonico o quantomeno proporzionato.

Morale della favola: se il tuo obiettivo è tonificare e definire il corpo, non ti affidare a un allenamento da competizione.

Sfatiamo un mito: andare a correre non garantisce un bel fisico.
È il momento di inforcare gli occhiali da vista e sfornare qualche termine scientifico. Sei contento? Io non molto.

L'allenamento cardio si chiama così perché costringe il cuore (dal greco: *kardía*, "cuore") a pompare più sangue per sostenere l'attività fisica, il corpo ha bisogno di più ossigeno e calorie da bruciare per produrre energia: lo puoi trovare anche sotto il nome di allenamento aerobico ("processo biologico che si svolge con consumo di ossigeno").

L'allenamento cardiovascolare è ottimo per bruciare i grassi e perdere qualche chilo di troppo, ma la corsa in particolare è stata santificata come esercizio fisico universale, adatto a tutti ed efficace per tutti.

No, non vado in palestra, però vado a correre tutti i giorni.
Hai mai sentito questa frase? Oltre a sentirla l'hai anche detta? Allora ho brutte notizie da darti.

Se non sei appassionato di atletica leggera e vai a correre solo per mantenerti in forma, stai commettendo un grosso errore. Ma ancora una volta ti capisco, non è colpa tua, hai sempre sentito dire che la corsa fa bene, aiuta a perdere peso e ha mille miliardi di benefici.

È vero, correre fa bene, ma ha delle grosse ripercussioni per quanto riguarda la tonificazione. Infatti, il continuo impatto dei piedi sul terreno crea delle microlacerazioni nelle cellule adipose, che si rompono e si accumulano sotto forma di cellulite. Per lo stesso motivo la corsa aumenta il rischio di ritenzione idrica e fa gonfiare le gambe, specialmente alle donne.

Se non hai mai visto un'atleta olimpica con la cellulite c'è una spiegazione molto semplice: loro non hanno un filo di grasso in corpo, quindi non rischiano la pelle a buccia d'arancia! La massa grassa di noi comuni mortali di solito ha una percentuale più alta, quindi non ti conviene iniziare il tuo percorso di tonificazione andando a correre tutti i giorni.

La corsa non crea assolutamente danni alla salute, esclusi i problemi a ginocchia e caviglie dovuti al consumo della cartilagine, solo che a lungo andare l'effetto antiestetico potrebbe essere molto fastidioso.

Se il tuo obiettivo è un corpo tonico ti consiglio di passare a un altro tipo di allenamento, e se proprio non vuoi rinunciare al cardio potresti prendere in considerazione un corso di zumba, o sostituire la corsa con una camminata veloce.

Soluzione
Scolpisci il corpo con l'allenamento total body

Sono felice di entrare in contatto con persone che fanno già sport. Non credo che chi pratica un'attività a livello agonistico abbia interesse a migliorare il proprio corpo, né tantomeno penso che abbia il tempo di andare in palestra.

Non voglio rompere le scatole ad atleti e sportivi seri, infatti mi voglio rivolgere alle persone che fanno sport per tenersi in forma e non nel modo giusto. Conosco un sacco di gente che dice di fare già sport e non è interessata a un programma di allenamento, ma la maggior parte di loro intende dire che va regolarmente a correre, oppure va in palestra per tenersi in movimento, senza però ottenere particolari risultati a livello fisico-estetico.

Ti ho già parlato della corsa e dei suoi lati negativi, non starò a ripeterti tutta la manfrina sul perché non è il modo migliore di tenersi in forma. Da adesso ti parlerò con schiettezza, specialmente se sei uno di quelli che va in palestra senza uno scopo, che ha la partita di calcetto il giovedì sera, o si allena abbastanza bene ma mangia così tante schifezze che i risultati non si vedono neanche col binocolo.

Immagina di guardarti allo specchio e vedere la versione migliore di te stesso. Sei più sicuro di te, hai più energie e un corpo da fare invidia a quelli della tua età. Le altre persone ti guardano con occhi diversi, c'è chi ti desidera al suo fianco e chi invece vorrebbe essere te.

Pensa a come sarebbe andare al mare ed essere fottutamente orgoglioso del tuo fisico e del duro lavoro che hai affrontato per ottenerlo. Ohi, sveglia! Ti ho fatto sognare a occhi aperti?

Credo di aver reso più o meno l'idea di cosa significa fare sport e fare un allenamento fitness. Andare a fare una passeggiata, seguire un corso di yoga o karate sono attività che fanno benissimo soprattutto alla mente.

Il mio obiettivo, però, è raggiungere le persone che cercano di migliorare il proprio corpo e sentirsi bene di conseguenza. Non credo che esista uno sport migliore di un altro, ma se vuoi tonificare il tuo corpo per renderlo armonico ed esteticamente appagante c'è un modo preciso per farlo, e non è il giro in bicicletta la domenica.

Per tonificare senza ammosciarti devi fare necessariamente due cose: perdere massa grassa e aumentare la massa magra. In questo caso l'allenamento a circuiti è perfetto, perché allena più parti del corpo contemporaneamente e aumenta il metabolismo.

Anche mangiare sano fa una bella fetta del lavoro, se riesci ad assimilare tante calorie quante ne consumi il gioco è fatto.

Al contrario di quello che pensano in molti, non è assolutamente necessario allenare ogni singola parte del corpo, anche quelle che non sai di avere. Solo i bodybuilder hanno bisogno di focalizzarsi su ogni muscolo per definirlo il più possibile e aumentarne il volume.

Per i comuni mortali un allenamento total body come quello che ho inserito nel programma #Vittoria basta e avanza a scolpire il fisico velocemente. Poi, a mano a mano che il livello aumenta, puoi focalizzarti su aree più specifiche: i più gettonati come saprai sono gambe e glutei per le signorine, petto e spalle per i maschietti.

Se invece la tua preoccupazione più grande sono gli accumuli di grasso qua e là, preparati a… saltare di gioia. Tra i bonus gratuiti del programma #Vittoria puoi trovare gli esercizi con la corda da abbinare al tuo normale allenamento per bruciare un sacco di calorie e dare un definitivo calcio nel sedere alla pancetta e ai rotolini.

La corda è un attrezzo sottovalutato che non usa quasi nessuno perché sembra un gioco per bambini. In realtà, 15 minuti di salto con la corda fanno bruciare in media 200 calorie, più o meno quelle contenute in un piatto di pasta. Sei ancora convinto che andare a correre ti basti per tornare in forma?

La storia di Emma.

"Sono Emma, vengo da Pisa e ho 21 anni. Sono sempre stata contenta del mio fisico, sono in forma ma non mi basta. Il mio obiettivo è definire il mio corpo ancora di più, per questo ho acquistato il programma #Vittoria. Mi allenavo già alla #Ready, poi Giovanni ha preparato per me un allenamento dettagliato.

Non avrei mai creduto di poter migliorare ancora molto, invece sono riuscita a perdere 2 chili e ho aumentato la mia massa muscolare".

RIEPILOGO DEL CAPITOLO 7:

- SEGRETO n. 1: lo sport fa bene, ma non sempre dona un fisico tonico e scolpito.

- SEGRETO n. 2: se vuoi tonificare il corpo evita la corsa.

- SEGRETO n. 3: allena tutto il corpo per renderlo tonico e proporzionato.

- SEGRETO n. 4: salta con la corda per bruciare grassi più velocemente.

Scusa n. 8

Non ho abbastanza energie per allenarmi

Di solito chi mi racconta questa storiella per evitare di allenarsi con costanza e impegno rappresenta una di queste due categorie: persone giovani che impiegano tutti i loro sforzi fisici e mentali lavorando tutto il giorno, oppure persone un po' meno giovani che non hanno più le energie per allenarsi come una volta.

Ti farò due esempi per farti capire meglio cosa intendo, vediamo se ti riconosci in una di queste tre situazioni.

Scenario n. 1.

La stramaledetta sveglia suona inesorabile alle 7,30. Ti alzi a fatica ed è un miracolo se riesci a fare colazione senza che ti vada di traverso il cornetto. Arrivi al lavoro già stanco.

Esci dal lavoro dopo 8 ore frenetiche (se tutto va bene), ti butti nel traffico urbano mentre una spia rossa sulla tua monovolume ti ricorda che devi andare dal meccanico.

Arrivi a casa distrutto e speri che ci siano ancora le lasagne surgelate, perché voglia di cucinare non ne hai. Non ti consola neanche il pensiero che tra poco andrai a letto, la mattina dopo sarà di nuovo la stessa storia.

Un giorno ti squilla il telefono: una ragazza giovane e con una bella voce leggermente stridula ti propone un abbonamento in palestra a un prezzo vantaggiosissimo. La tua risposta? *Ma va... click.*

Scenario n. 2.
Non hai più bisogno della sveglia, ti alzi presto solo per goderti una meritata pensione. Non vedi l'ora che i tuoi nipotini vengano a trovarti, anche se ormai sono grandi e non riesci più a prenderli in braccio.

Ogni tanto qualche articolazione scricchiola, e devi stare attento a non beccarti il colpo della strega quando fai le pulizie. La tv sta diventando il tuo hobby preferito, insieme alle chiacchiere con chi ha avuto la tua stessa fortuna (ricevere la pensione). Ti rilassi sapendo che hai finito per sempre di faticare e ti crogioli beatamente sul divano, tra il telecomando e il Voltaren.

Un giorno ti squilla il telefono: un ragazzo giovane e con la voce leggermente rauca ti propone un abbonamento in palestra a un prezzo vantaggiosissimo.
La tua risposta? *Ma va... click.*

Scenario n. 3.
Nella peggiore delle ipotesi non si decidono a mandarti in pensione quindi ti ritrovi a metà tra queste due situazioni.

Come vedi, la vita è faticosa a trent'anni così come a sessanta, anche se per motivi diversi. Il solo pensiero di aumentare gli sforzi andando in palestra ti fa drizzare i capelli, quando sei a casa preferisci rilassarti e non ti passa nemmeno per la testa di fare un po' di esercizio, quindi per un motivo o per un altro non fai movimento e porti avanti una vita sedentaria.

In realtà questo atteggiamento è un paradosso, perché ti stai giocando un sacco di benefici a lungo termine. Essere agile e forte a qualsiasi età non ti sembra poi così necessario, se devi ritrovarti sudato e dolorante dopo una sessione di allenamento bella tosta, vero? Così come la preoccupazione nei confronti del colesterolo è nulla rispetto alla paura del misero piatto di verdure che dovrai mangiare tutti i giorni se decidi di cambiare vita.

Pensandola così non fai fatica, mangi quello che ti pare senza regole, ma quando avrai una certa età voglio vedere come sarai messo.

Con questa scusa stai evitando un'oretta di esercizio al giorno, ma come ti ho già detto all'inizio ti basterebbe molto meno per metterti in forma. Non ti nego che un percorso fitness non è facile da affrontare soprattutto se non fai attività fisica da un bel po' di tempo.

Però permettimi di farti notare che, se oggi non ti senti in grado di affrontare l'allenamento, tra 10 anni non sarà cambiato niente – se non in peggio – anche se scansando lo sport ti sembra di risparmiare le tue energie.

Se ci pensi un attimo, in questo momento stai dedicando l'80% delle tue forze a delle cose che non ti piacciono (lavoro, riunioni, telefonate, probabilmente avvocati) e ti rifiuti di fare uno sforzo per te.

Tanto vale arrivare al 90% e fare un favore a te stesso, anche perché non credo che tu abbia le idee chiare su come sia un piano di allenamento adatto a te. Forse è il momento di spiegarti un paio di cosette.

L'allenamento aumenta la tua riserva di energie.
Una sessione di allenamento può essere impegnativa, se non addirittura sfiancante, nei primi tempi. Tuttavia, con il tempo, il tuo corpo si abitua al carico di lavoro che deve sopportare e diventi e ti senti sempre più forte.

Essere in grado di sopportare sforzi sempre maggiori ti sarà utile in palestra e per avere un bel fisico, ma non solo. Aumentare la tua resistenza muscolare ti farà sentire meno fatica se svolgi un lavoro manuale, mentre lo sviluppo di buone abitudini e disciplina diminuirà lo stress del tuo monotono lavoro in ufficio.

È normale sentirsi deboli e un po' doloranti alla fine dei primi allenamenti, ma una volta superato questo scoglio affronterai molto meglio sia gli esercizi sia le tue giornate. Lo stesso discorso vale per le persone che hanno superato i sessant'anni convinte che evitare palestre e attività fisica le proteggerà da infortuni e doloretti qua e là.

Non funziona proprio così. Non è assolutamente necessario diventare culturisti con i capelli bianchi, mantenersi semplicemente attivi e in salute fa bene a qualsiasi età, anche se nulla vieta di avere un bel fisico anche a quell'età.

Soprattutto ricordiamoci che conta tantissimo come ci si arriva a sessant'anni, quindi pensaci adesso finché sei in tempo.

Se senti dolore e fatica, quell'attività non fa per te.
Non è sempre detto che il problema sia la tua mancanza di energie, forse hai in mente un allenamento non adatto alla tua condizione fisica. Il presupposto di un buon allenamento è sentirsi abbastanza stanchi alla fine, ma troppa fatica e dolore muscolare indicano che stai tirando troppo la corda e il tuo organismo non

regge lo sforzo.

Se pensi di venire in palestra e iniziare subito a sollevare grossi pesi e correre per ore sul tapis roulant, fortunatamente ti sbagli. Fare dei grandi sforzi improvvisamente e senza un'adeguata preparazione è impossibile e nessuno ha abbastanza energie per farlo.

Inoltre, esagerare con gli sforzi non ti porta più velocemente dei risultati, rischi solo di farti male. L'ideale sarebbe un allenamento personalizzato partendo da un livello principiante per poi aumentare piano piano il carico di lavoro.

È possibile che tu stia mangiando troppo poco?
Un fattore che non avevo ancora preso in considerazione in questo capitolo è quello che mangi. All'inizio del libro abbiamo constatato che alcuni proprio non ce la fanno a stare a dieta, ma può succedere anche l'esatto contrario.

Tra le persone che ho allenato tempo fa ci sono state ragazze ossessionate dalla linea che mangiavano il minimo indispensabile, di conseguenza non ce la facevano ad allenarsi. Quando ho creato il programma #Vittoria non ci ho pensato due volte a includere i consigli di alimentazione, proprio per evitare queste situazioni spiacevoli.

Se già è difficile *vivere* con un'insalatina e mezzo pomodoro, figuriamoci avere le forze per allenarsi con costanza. Per avere abbastanza energie devi mangiare un po' di tutto nelle giuste quantità – magari preferendo il pane integrale e sostituendo la carne rossa con quella bianca – però senza eliminare del tutto nessun alimento.

Se segui un regime alimentare estremo – potresti essere vegetariano o vegano ad esempio – il tuo cibo dovrà contenere molte proteine e amminoacidi per evitare conseguenze sul tuo fisico.

Anche la privazione da un giorno all'altro di certi nutrienti può farti sentire a pezzi: se ne senti il bisogno, cerca sempre di cambiare la tua alimentazione in modo graduale.

Se anche con le dovute precauzioni ti senti sempre più uno zombie è possibile che tu abbia bisogno di alcuni integratori. Per toglierti ogni dubbio fai un salto dal tuo medico: a volte prima di pensare all'allenamento devi assicurarti di essere sano come un pesce.

Soluzione

Allenamento su misura

Stavolta, prima di spiegarti in che modo #Vittoria risolve il problema della mancanza di energie, voglio iniziare raccontandoti di una delle mie clienti. Sofia è una ragazza che, nonostante la giovane età, prima di incontrarmi aveva difficoltà ad allenarsi proprio per la mancanza di energie. Questa è la sua esperienza con #Vittoria.

La storia di Sofia.
"Mi chiamo Sofia, ho 21 anni e vengo da Grosseto. Frequento la facoltà di Scienze politiche e passo la gran parte delle mie giornate sui libri. Cerco di tenermi in forma nonostante gli impegni scolastici, così mi sono iscritta alla #Ready, la palestra di Giovanni.

Prima mi sentivo sempre stanca e non ce la facevo ad allenarmi seriamente. Quando Giovanni mi ha proposto il programma #Vittoria non ero sicura di farcela, ma mi ha convinto il fatto di poter risparmiare tempo prezioso da dedicare allo studio allenandomi da casa.

In più, il programma di allenamento all'inizio era "soft", poi è diventato sempre più impegnativo. Credo di aver fatto un cambiamento incredibile, non sono più la studentessa con le occhiaie che non riusciva a trovare le forze di allenarsi.

Ho aumentato tantissimo la mia massa magra, ma il risultato migliore che ho ottenuto è la nuova grinta con cui affronto lo studio e le mie giornate. Mi sento sempre più energica ed è tutto merito di #Vittoria".

Ci sono stati tanti altri clienti come Sofia, affaticati dall'età, dal lavoro o dallo studio, come nel suo caso. Grazie a un allenamento costante sono come rinati, la loro riserva di energie aumenta con l'allenamento.

Il segreto sta nell'allenamento personalizzato che pian piano diventa più intenso, ma sempre sostenibile. Di certo se avessi proposto a Sofia un allenamento sfiancante con i pesi mi avrebbe mandato a quel paese dopo un paio di giorni.

Invece siamo partiti con un allenamento adatto alla sua condizione psicofisica, pian piano abbiamo aumentato il livello di sforzo e col tempo ha iniziato a tollerare sforzi sempre maggiori, fino a sentirsi costantemente energica.

Il grosso pregio di un programma personalizzato è che possono seguirlo tutti, nessuno escluso. Partire da zero e riuscire a completare una sessione di allenamento è già un grosso traguardo per chi è convinto di non avere abbastanza energie per farlo.

Come nel caso di Sofia, abituando il corpo allo sforzo, le energie aumentano e si può alzare l'asticella. Questo vale per qualsiasi età e livello di preparazione, l'importante è partire con il piede giusto.

Ribadisco ancora una volta l'importanza della consulenza preliminare, durante la quale tu puoi dirmi apertamente quali sono le tue difficoltà per quanto riguarda l'allenamento, e io posso strutturare per te un programma semplice, adatto alla tua condizione e alle tue esigenze.

Anche se sei sopraffatto dagli impegni o dalla stanchezza, e un bell'allenamento è l'ultima cosa che vorresti fare, ti consiglio di provarci. Sarai sorpreso dalle tue capacità che tieni nascoste per paura di stancarti ancora di più.

Nelle mie palestre offro una settimana di prova gratuita, per #Vittoria ancora no (per ora) ma ti ricordo che, se non riesco a convincerti dell'efficacia del mio programma di allenamento, sarai soddisfatto o rimborsato.

Ho voluto strutturare il programma #Vittoria appositamente per non escludere nessuno e risolvere le maggiori problematiche che ti impediscono di allenarti. A questo punto solo tu puoi escludere la possibilità di tornare in forma riempiendoti la testa di scuse e convinzioni depotenzianti.

Con un programma di allenamento personalizzato non hai niente da perdere, solo da guadagnare, e nessuno ti costringe a fare sforzi fisici che non puoi sostenere. Puoi iniziare a risvegliare i muscoli con una camminata, una lezione di pilates o ginnastica dolce e, quando ti senti pronto, puoi pensare seriamente a un allenamento più strutturato e impegnativo.

RIEPILOGO DEL CAPITOLO 8:

- SEGRETO n. 1: evitare lo sport riduce le tue energie.

- SEGRETO n. 2: se senti troppo dolore, quell'allenamento non è adatto a te.

- SEGRETO n. 3: il cibo è energia: se mangi troppo poco ti sentirai uno straccio.

- SEGRETO n. 4: un piano di allenamento efficace e personalizzato può essere seguito a qualsiasi età.

- SEGRETO n. 5: inizia con un allenamento "dolce" e aumenta pian piano la difficoltà.

Scusa n. 9
Non voglio spendere altri soldi

Hai voglia di fare attività fisica, hai sempre avuto un ottimo rapporto con gli ambienti sportivi, ti manca solo un programma di allenamento ben fatto per iniziare.

C'è solo un piccolo problema. Dopo aver speso un paio di stipendi per attrezzature, abbonamenti, visite mediche e l'ultimo modello del FitBit, l'unica parte del corpo che hai allenato finora è il polso, a forza di strisciare la carta di credito.

Purtroppo, c'è chi usa tutte queste spese come motivazione, spero per te che non sia il tuo caso.

Ho sborsato tutti questi soldi, adesso devo allenarmi o saranno sprecati.

A questo punto probabilmente ti sei reso conto di aver fatto un po' troppo shopping e neanche un esercizio. Da ora in avanti sbatterai la porta in faccia a chiunque ti proporrà qualcosa di davvero utile per il tuo allenamento, semplicemente perché dovresti spendere ancora.

Prima di tutto ti assicuro che buttare un sacco di soldi in attrezzature e accessori per l'allenamento non ti garantisce migliori risultati, in più non hai assolutamente bisogno di comprarti mezza palestra per allenarti in modo efficace.

Anzi, secondo me chi vuole rimettersi in forma, ma non ha molta esperienza nel fitness, può benissimo allenarsi senza tanti fronzoli, che alla fine sono solo una distrazione dal tuo obiettivo.

Ci sono anche persone che ritengono eccessivo il prezzo di una consulenza o un programma di allenamento, o peggio li ritengono una spesa inutile. Penso di averti fatto una testa così sull'importanza di un allenamento personalizzato, quindi stavolta ti parlerò di costi e benefici.

Tengo molto all'accessibilità dei servizi che offro, anche in termini economici, quindi vorrei farti riflettere sulla differenza tra *prezzo* e *valore* con un esempio che col fitness non c'entra proprio nulla.

Tutti noi abbiamo in tasca uno smartphone con cui possiamo scattare belle foto, chattare e perdere tempo a nostro piacimento nei momenti di noia o nei tempi morti.

Ci sono smartphone che costano molto più di altri, eppure le funzioni sono più o meno sempre le stesse. Ma se il prezzo è davvero così alto – più o meno quello che guadagna in un mese un normale impiegato – allora perché così tante persone fanno la fila per comprarsi un comunissimo cellulare?

Può anche succedere che un modello abbia un prezzo spropositato per spingere le persone a pensare: "Cavolo, se costa così tanto, dev'essere un ottimo telefono!", anche se in realtà è esattamente uguale se non peggiore di tutti gli altri.

Di alcuni modelli di smartphone sembra, come si suol dire, che si paghi la marca, ma in realtà ci sono tanti fattori che fanno aumentare il valore in modo esponenziale: l'assistenza clienti 7 giorni su 7, delle particolari garanzie sui danni, un prezzo di rivendita più alto ecc.

Allo stesso modo, un buon programma di allenamento può avere un prezzo abbastanza alto, ma probabilmente è giustificato dal valore immenso che gli attribuiscono i suoi benefici e la sua efficacia.

Tieni gli occhi aperti perché ovviamente non è sempre così: alcuni trainer infatti pompano all'inverosimile il prezzo delle loro schede di allenamento basandosi sulla propria reputazione (il numero dei follower su Instagram).

Prima di regalare i tuoi soldi a qualcuno, ti consiglio di assicurarti che sia un professionista, con una buona preparazione e magari un gran numero di persone vere che ne parlano bene.

Non posso parlare di allenamento senza prendere in considerazione la corretta alimentazione e, a proposito di ciò, so che ci sono molte persone che si lamentano del prezzo della spesa al supermercato, quando devono seguire un corretto stile alimentare.

Effettivamente è la verità, mettere nel carrello molti prodotti salutari e freschi ha un costo leggermente più elevato rispetto a una spesa "normale". Puoi fare economia su un sacco di cose, a mio parere il cibo non è una di queste.

Detto tra noi, io preferisco spendere qualche soldino in più e mangiare sano piuttosto che risparmiare non tanto sulla spesa, ma sulla mia salute, e resta il fatto che tutto quello che spendiamo per vivere una vita sana e mangiare bene ci tornerà indietro.

Per alcuni spendere (anzi, investire) un centinaio di euro per il proprio benessere e per tenersi in forma nel modo giusto sembra una follia. Il problema è che gli stessi soldi li spenderebbero volentieri per andare a cena fuori in un locale chic o per l'ultimo paio di scarpe firmate appena uscite.

Se anche tu la pensi così, in questo caso dovresti rivalutare le tue priorità, e scegliere se lo stile di vita che fa per te si basa sull'essere una persona sana, in forma e disciplinata, o sull'apparire ricco, figo e alla moda.

Non sono nessuno per giudicare alcun comportamento o scelta di vita, ti dico solo che una decisione prima o poi la dovrai prendere e prima di allora non posso fare molto per aiutarti.

Fino ad ora ho dato per scontato che tu non voglia spendere tanto, ma c'è anche la possibilità che tu non ti possa permettere grandi acquisti. Se in questo momento non puoi pagare grandi cifre stai tranquillo, almeno per quanto riguarda l'allenamento.

Come ti stavo dicendo prima, non hai bisogno di riempirti la casa di attrezzi che userai al massimo 3 volte, e non devi nemmeno frequentare una palestra con i macchinari – e i prezzi – di ultima generazione. Ben venga la semplicità, specialmente se stai iniziando un percorso di tonificazione.

Se vuoi, puoi allenarti comodamente a casa sfruttando solo il peso del tuo corpo per gli esercizi. Se non sei timido potresti anche allenarti in un parco pubblico e, una volta finiti i tuoi esercizi quotidiani, fare una bella passeggiata in mezzo alla natura per distendere i muscoli e rilassarti prima di tornare a casa.

Nessuno ti vieta poi, un domani, di passare al livello successivo e acquistare un abbonamento in palestra o un programma di allenamento più impegnativo.

Ricorda che per allenarti al meglio devi investire bene il tuo tempo e il tuo denaro piuttosto che spendere un sacco di soldi, soprattutto nel primo periodo che dedichi all'attività fisica. Quello che fa la differenza tra la vita sedentaria e un buon allenamento sono la tua forza di volontà e la tua dedizione, non i soldi che spendi.

L'unico modo per avere un "bel" fisico spendendo tanti soldi è andare dal chirurgo estetico e lasciargli sulla scrivania un bell'assegno da 10.000 euro, e tornare ogni 5 anni a fare il tagliando per non perdere qualche pezzo di silicone qua e là.

Soluzione

Risparmia un sacco di soldi con un programma efficace

Partiamo dal presupposto che, come tutti i programmi di allenamento, #Vittoria ha un prezzo; una cifra molto più bassa rispetto ad altre proposte del settore, ma si tratta comunque di un investimento importante.

Tuttavia, a differenza di altre proposte che puoi trovare in giro, c'è una bella differenza tra il prezzo di #Vittoria e il suo valore.

La spiegazione c'è ed è molto semplice: oltre al servizio di coaching, il programma di allenamento e i checkup periodici, il programma #Vittoria ti offre dei contenuti aggiuntivi completamente gratuiti, primo fra tutti il videocorso.

Potresti perdere mezza giornata a cercare su internet come si fanno tutti gli esercizi che ti prescrivo, ma per semplificarti la vita ho deciso di girare un videocorso dettagliatissimo dove ti spiego gli esercizi che devi fare, e dopo potrai allenarti insieme a me.

Hai inclusi nel prezzo la consulenza alimentare e i consigli di alimentazione anche per vegani, le videolezioni su come cambiare le tue abitudini e aumentare la motivazione e tanto, tanto altro.

Tutto questo materiale sarà a tua disposizione per sempre, compresi i futuri aggiornamenti. Insomma, finché avrai accesso al portale sul mio sito, anche a mesi e mesi di distanza dall'acquisto del programma, potrai vedere nuovi contenuti senza spendere un centesimo in più.

#Vittoria è in continua evoluzione, perché in base ai feedback dei miei clienti ogni tanto rivedo dei contenuti, ne aggiungo altri o modifico quelli già esistenti. Se tu acquistassi singolarmente solo alcuni dei servizi contenuti in #Vittoria, supereresti facilmente i 1000 euro.

Inizia ad essere tanta roba. Conosco poche persone che sarebbero disposte a sborsare tutti questi soldi, e solo per un servizio molto più importante e completo di un programma di allenamento personalizzato.

Questo è il valore di #Vittoria, euro più euro meno. Il prezzo in realtà è molto, molto più basso. Anzi, quando l'ho detto al mio reparto marketing, tanti hanno dubitato della mia sanità mentale.

#Vittoria è un bel pacchettino con tutte le cose di cui hai bisogno per allenarti, mangiare bene e trasformare il tuo corpo. Il metodo funziona ed è molto semplice da seguire, potrei farlo pagare un occhio della testa (e tanti miei "colleghi" lo farebbero).

Non mi sono mai soffermato sul prezzo di #Vittoria prima che tutto fosse pronto, quindi ci ho buttato dentro più contenuti utili possibili senza pensare per un secondo a quanto mi avrebbero fatto guadagnare. Questa follia, però, si basa su delle ragioni ben precise e su dei valori che da sempre guidano il mio lavoro, prima fra tutti l'accessibilità.

Per quello che vale e per quanto funziona, il programma #Vittoria dovrebbero seguirlo tutti. Non avrebbe senso proporlo a migliaia di euro e renderlo accessibile solo a quei pochi disposti a comprarlo e che possono anche permetterselo.

Mi sono fatto i miei conti, ho rinunciato a dei guadagni stratosferici, e ho cercato di rendere #Vittoria disponibile per più persone possibili. Adesso devo solo far vedere a te (e al mio reparto marketing) che non sono pazzo.

Il mio metodo funziona e l'ho già ampiamente dimostrato, ma in confronto al progetto che ho in mente in pochi lo sanno, tantomeno mi credono. A quest'ora potrei essere a Miami a sorseggiare un drink mentre conto quanti soldi ho meritatamente guadagnato vendendo a cifre a 3 zeri un programma che funziona.

Invece sto scrivendo questo libro per portare un messaggio e, spero, creare un movimento di persone disposte a cambiare la propria vita.

Non sono il nuovo Messia, non ti aprirò le porte del Paradiso. Sono solo un ragazzo che dopo aver preso e dato scariche di botte sui ring di tutto il mondo ha deciso di combattere per un altro scopo.

Sono convinto che #Vittoria non sia una spesa, ma un

investimento per il tuo futuro e il tuo benessere. Non stai comprando un prodotto che una volta finito esaurisce la sua funzione e ti ritrovi punto e a capo. Acquistando #Vittoria cambi la tua vita per sempre, migliori il tuo corpo e le tue abitudini.

Diventi una persona nuova in modo definitivo che, secondo me, non ha prezzo. "Per tutto il resto, c'è Mastercard".

La storia di Alessia.
"Mi chiamo Alessia e ho 24 anni. Sono siciliana e lavoro come contabile. Ero preoccupata di dover spendere molto per stare in forma, tra palestra, consulenza nutrizionale ecc.

Mi sono iscritta in una palestra #Ready ed è qui che, grazie a Giovanni, ho conosciuto il programma #Vittoria. Il rapporto qualità-prezzo è eccezionale, e naturalmente ho ottenuto ottimi risultati.

Grazie a #Vittoria in 8 settimane ho perso 4 chili, sono molto più tonica e mi sento decisamente meglio. La mia età metabolica è di 19 anni, brucio calorie come se avessi 5 anni di meno".

RIEPILOGO DEL CAPITOLO 9:

- SEGRETO n. 1: non buttare i soldi per attrezzature e aggeggi inutili.

- SEGRETO n. 2: qual è il rapporto tra prezzo e valore di quello che stai acquistando?

- SEGRETO n. 3: scegli se vuoi investire i tuoi soldi per il tuo benessere, o preferisci averli in tasca per acquistare cose materiali.

- SEGRETO n. 4: puoi allenarti in salotto, in giardino o al parco senza spendere un centesimo.

- SEGRETO n. 5: il programma #Vittoria contiene tutto quello che ti serve e i contenuti sono tuoi per sempre. Pensaci.

Scusa n. 10
Ma tu che ne sai?
La mia situazione è diversa

Molto spesso faccio delle dichiarazioni schiette, senza peli sulla lingua. È nel mio carattere dire sempre le cose come stanno, nel bene e nel male. Purtroppo, a volte chi mi ascolta la prende un po' troppo sul personale, così mi sento dire cose tipo:

"Ma tu che ne sai di quello che faccio io".
"Parli tanto ma io ho i miei problemi".
"La mia situazione però è diversa".

Ma certo che è diversa, tutte le situazioni sono diverse e non te ne accorgi perché sei troppo impegnato a dire "io… io… io…". Ti sei chiuso da solo in una gabbia fatta di scuse e limiti imposti da te stesso, mentre là fuori c'è qualcuno che ha sfondato questa gabbia e sta dando il massimo per migliorare la propria vita.

Chi mi viene a raccontare questa storia mi fa inevitabilmente arrabbiare. Ogni persona è diversa dalle altre, ha alle spalle esperienze differenti, in alcuni casi purtroppo ci sono situazioni difficili che vive ogni giorno.

Ma nessuna di queste condizioni è una scusa buona per non allenarsi, tutte le ragioni che ti racconti per non prenderti cura di te sono solo nella tua testa. Tra tutte le persone che ho allenato non ce n'erano due con lo stesso carattere, gli stessi bisogni e lo stesso modo di allenarsi.

Hai letto solo qualcuna delle centinaia di testimonianze che ho raccolto, e capirai da te che ognuna di queste persone aveva delle esigenze particolari che #Vittoria è riuscita a soddisfare.

In più, in diversi anni di carriera e nel corso della mia vita privata, ho visto allenarsi tante persone con gravi handicap e ragazzi che si stavano riprendendo da incidenti e infortuni.

Nonostante le grandi difficoltà, niente e nessuno ha impedito loro di riprendere in mano la propria vita attraverso l'allenamento. Mi azzardo a dare per scontato che tu sia in buona salute, quindi se ce l'hanno fatta questi ragazzi non c'è niente che ti impedisca di iniziare ad allenarti fin da subito e cambiare la tua vita in meglio. Smettila di aspettare il momento buono per iniziare, perché è *adesso*.

Non cercare di prendere in giro te stesso, se non ti importa nulla di allenarti e migliorare la tua condizione psicofisica dillo chiaro e tondo, senza arrampicarti sugli specchi per cercare delle giustificazioni.

Fallo almeno per rispetto di chi ce l'ha fatta nonostante tutte le difficoltà della vita. Non è detto che tutti dobbiamo essere in salute e con un bel corpo per essere felici. D'altro canto, se non sei disposto a fare dei sacrifici e cambiare il tuo atteggiamento, non posso fare niente per aiutarti.

Se invece ti ho convinto dell'importanza del tuo benessere psicofisico ti dico subito che non sono qui per fare il professorino e darti le bacchettate sulle dita tutte le volte che sbagli: il mio obiettivo è aiutare le persone e questo a volte significa fare la lavata di testa a qualcuno o mettere in luce dei comportamenti sbagliati.

Occhio, ogni volta che ti parlo di atteggiamento sbagliato non intendo dire che tu sei un incapace e io sono il coach migliore del mondo. Vorrei farti capire che, continuando a fare quello che stai facendo, non riuscirai a migliorare il tuo corpo rispetto alla condizione attuale o quantomeno a cambiare le tue abitudini.

Non è facile affrontare un percorso del genere da soli, è per questo che è nato il programma #Vittoria o, meglio, è per questo che faccio il mio lavoro.

Ho scritto il presente libro per distruggere qualsiasi scusa che ti impedisca di diventare la versione migliore di te stesso. La palestra, l'esercizio fisico in generale, servono prima di tutto per sentirsi bene, poi naturalmente avere un corpo tonico e definito può soltanto fare meglio.

Qualunque sia la ragione che ti blocca dall'alzare il sederino e fare movimento, non regge. Stai sbattendo la porta in faccia a una condizione di benessere permanente in favore di un "piacere" temporaneo.

Alla luce di quello che ti ho raccontato quanto sei sicuro che ne valga la pena?

Soluzione
Il Programma #Vittoria!

Adesso tu hai finito le scuse per non allenarti, e io non so più in che lingua dirti che il programma #Vittoria fa davvero al caso tuo, a prescindere da qualsiasi scusa, convinzione o problema che ti poni ogni giorno quando pensi all'attività fisica.

#Vittoria è versatile, completo, poco costoso e lo puoi seguire anche a migliaia di chilometri di distanza da me (chiedilo a Linda). (3)

(3) Una mia cliente che vive in Canada. Leggi la sua testimonianza a fine capitolo.

Non troverai altri programmi di allenamento e personal coaching con tutte queste caratteristiche. Forse fra qualche anno arriverà un altro pazzo convinto di voler aiutare le persone, allora potresti avere le stesse garanzie che ti offre #Vittoria e lo farà al triplo del prezzo.

Questa è la tua grande occasione per uscire dalla gabbia e cambiare la tua vita per sempre. Ho visto le persone trasformarsi radicalmente in pochi mesi e non sto parlando solo di aspetto fisico.

Ti sei raccontato le stesse scuse per anni e anni, adesso ti sto proponendo la soluzione definitiva. Puoi chiudere l'ultima pagina di questo libro e dimenticarti di me il giorno dopo, oppure chiudere per sempre un capitolo della tua vita e aprirne un altro.

Non c'è più niente che ti impedisca di cambiare la tua vita e ottenere finalmente il corpo che hai sempre sognato. È un po' come buttarsi in piscina dal trampolino, fra te e l'acqua fresca c'è solo la paura che qualcosa vada storto.

Solo che ti ho appena dimostrato che – a meno che non ti cada un bilanciere sui piedi – niente può andare storto, i tuoi risultati sono garantiti. Allora, che cosa vuoi fare? Ti tuffi o scendi dalle scale?

La storia di Linda Cassan.
Linda è la mia prima cliente d'oltreoceano: viene dal Québec, in Canada e lavora nelle forze armate.

L'ho conosciuta su Instagram, mi ha contattato perché voleva acquistare #Vittoria. Il motivo? Solo grazie ai miei contenuti gratuiti è riuscita ad allenarsi meglio e a sentirsi bene, nonostante alcuni infortuni alla schiena e alle ginocchia.

Grazie a #Vittoria, Linda ha perso 9 chili in 3 mesi e ogni giorno mi scrive per raccontarmi del suo allenamento quotidiano.

RIEPILOGO DEL CAPITOLO 10:

- SEGRETO n. 1: ti ricordi il titolo di questo libro? *Basta scuse!*.

- SEGRETO n. 2: tutti hanno esigenze diverse, nessuno ha abbastanza motivi per non allenarsi.

- SEGRETO n. 3: ci sono soluzioni per allenarti come, quando e dove ti pare. Sta a te iniziare.

- SEGRETO n. 4: inizia *adesso*, ti aspettano 7 dritte per allenarti al top.

Conclusione
Benvenuta #Vittoria!

Per tutta la durata di questo libro ti ho suggerito di risolvere i tuoi problemi di allenamento con il programma #Vittoria. Ogni scusa di cui abbiamo parlato si può risolvere con un unico programma di allenamento completo a 360°.

Quando ho creato il mio metodo di allenamento non avrei mai pensato di scriverci un libro, non fino a quando ho visto le reazioni di chi lo provava.

Ho visto l'entusiasmo di chi non si allenava da anni, il sollievo di chi ha poco tempo per allenarsi e la soddisfazione di chi credeva di aver perso per sempre la forma fisica. Grazie a tutte queste persone ho continuato e sto continuando a perfezionare e arricchire di contenuti il programma #Vittoria.

È arrivato il momento di riassumerti i contenuti del programma #Vittoria. Il servizio principale è la consulenza fitness personalizzata, attraverso la quale posso preparare un programma di allenamento fatto apposta per te e basato sulle tue esigenze. Ma non dovrai affrontare il percorso di allenamento da solo.

Sul portale dedicato ci sono i video con tutti gli esercizi che ti servono, tantissimi contenuti bonus e degli allenamenti mirati che puoi seguire insieme a me. Avrai modo di curare la tua alimentazione e modificare il tuo piano a mano a mano che fai progressi. È un servizio di personal coaching a 360°.

In poche settimane trasformi il tuo fisico e le tue abitudini con il mio sostegno e quello dei miei migliori collaboratori.

Ma com'è possibile tutto questo?
Innanzitutto, sono pochi i fitness coach che ti portano da una condizione fisica a un'altra spiegandoti tutto in parole semplici, senza tanti rigiri e termini tecnici che non capisce nessuno. Il mio primo obiettivo è metterti a tuo agio ed essere chiaro al 100%, visto che non dovrai semplicemente fare gli esercizi, ma cambiare il tuo stile di vita.

Un secondo aspetto molto importante: non sono un grande fan del "mordi e fuggi". Per intenderci, non succederà mai che io consegni una scheda di allenamento e poi sparisco nel nulla dopo aver intascato i miei soldi.

Ci metto la faccia e non verrà un solo giorno in cui non saprai cosa fare o come allenarti. Il portale con i video è sempre a tua disposizione 24 ore su 24, così potrai allenarti con me e i miei trainer quando vuoi.

Sono qui a elencarti tutti i benefici, ma tu ti sei chiesto come cambierebbe la tua vita se iniziassi il programma #Vittoria?

I tuoi miglioramenti a livello fisico sarebbero solo la punta dell'iceberg. Potresti sentirti più sicuro di te e naturalmente tenerti in buona salute, conosceresti tante persone nella community di #Vittoria, pronte ad ascoltare la tua storia e a festeggiare con te ogni risultato raggiunto.

Tutto quello che imparerai con il programma sarà tuo per sempre, compresi i contenuti che pubblicherò in futuro, e ogni volta che vorrai arrenderti sarò pronto a tirarti le orecchie e spingerti a continuare. Disciplina e motivazione sono alla base del mio metodo, per questo motivo posso dire con certezza che i risultati sono a lungo termine.

Non voglio che le nostre strade si dividano proprio adesso. Avrei tante cose da dirti e da raccontarti, ma non basta un libro per farlo. Sia che tu decida di allenarti o di non schiodarti dal divano, adesso sai che inizia tutto dalla testa.

Tutte le scuse di cui abbiamo parlato in questo libro sono la riprova che la mente gioca strani scherzi quando si tratta di impegnarsi per un obiettivo, e cerca di evitare a ogni costo la fatica.

Quando inizi a prendere consapevolezza di te e delle tue azioni quotidiane tutto cambia, e ti apri a infinite possibilità perché capisci di poter fare qualsiasi cosa. Il mio lavoro è quello di smuoverti per farti ottenere il corpo che desideri, ma liberarti da questi limiti può avere effetto su tanti altri aspetti.

Potresti sentirti una persona nuova e più sicura di sé, potresti avere successo nella vita e nelle relazioni con gli altri. Quando smetti di raccontarti fandonie tutto diventa alla tua portata, e questo è l'unico segreto di cui hai veramente bisogno.

Ti confesso che sono molto arrabbiato. Non dovrei essere qui a dirti tutte queste cose. Non è giusto che per anni ti abbiano mentito e si siano approfittati della tua ingenuità. Hanno cercato di venderti diete e pilloline senza spiegarti tutti i meccanismi mentali che stanno dietro a un cambio radicale di stile di vita.

Ti darò l'ennesima dimostrazione che ti sto parlando di qualcosa di completamente diverso rispetto a quello che conosci. Tutto ciò che devi fare è andare su questo sito o inquadrare il QR code con il tuo telefono:

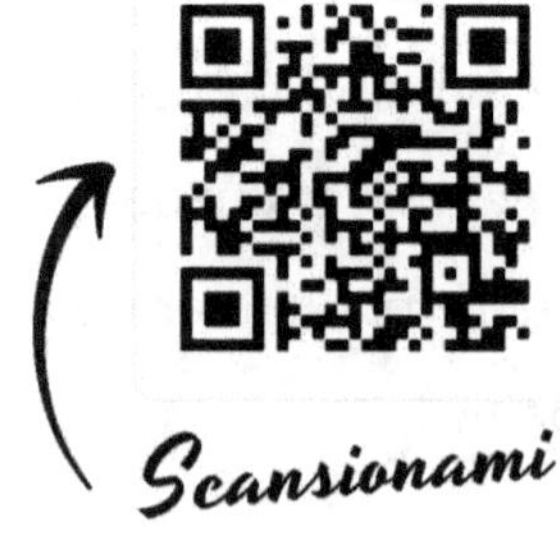

www.giovanniredi.com

Ho riservato un'offerta esclusiva solo per chi ha letto il mio libro, e ho deciso di farlo per 2 motivi:

1) Perché te lo meriti, questo è il mio modo di ringraziarti per avermi dato fiducia e aver investito il tuo tempo nella lettura.

2) Adesso ne sai un po' di più di fitness, sei un passo avanti a chi parte da zero. Cliccando sul link avrai accesso a dei contenuti riservati, che servirebbero ben poco a un principiante.

Detto ciò, sono a tua completa disposizione per domande, chiarimenti e consulenze. Come promesso, ti lascerò i miei contatti così in qualsiasi momento potrai scrivermi e, perché no, valutare l'inizio di un programma di allenamento insieme a me.

So che vuoi dare una svolta alla tua vita, e so anche che nessuno ti aveva mai proposto una soluzione completa e davvero efficace. Adesso sai che la soluzione esiste ed è perfettamente alla tua portata, dipende solo da te.

Ti ringrazio di cuore per avermi dedicato il tuo tempo.

Abbi cura di te, a presto!

Giovanni Redi

redigiovanni@outlook.it

+39 3312616088

Ringraziamenti

Oggi non sarei dove sono, se non fosse per tutte le persone che mi sono state vicino finora e a cui voglio molto bene.

Ringrazio la mia famiglia, mia mamma che mi ha sempre supportato in tutto ed è stata la prima ad avvicinarmi al mondo dello sport. Mio fratello, perché nel lavoro e nella vita è il mio braccio destro, non sarei qui senza di lui.

Spero che mio padre da lassù sia fiero di quello che sto facendo e lo ringrazio per aver creduto in me e per avermi messo alla prova.

Un enorme grazie al mio team delle palestre #Ready, nessuno escluso, perché hanno sempre supportato (e sopportato) le mie idee e i miei progetti, anche quando sembravano irrealizzabili.

Ringrazio di cuore tutti i miei mentor, passati e presenti. Tra loro c'è Antonella Nifosì, docente universitaria, amica e collega dalla quale ho imparato molto.

Un ringraziamento lo devo a Christian Daghio, per tutto quello che mi ha trasmesso, e per avermi fatto capire il valore della parola "vittoria". È stato lui ad avermi insegnato a combattere in tutti i sensi.